Dr. med. Eberhard J. Wormer

BLUT
HOCH
DRUCK

Wirksame Vorbeugung und
Selbsthilfe bei erhöhten Werten

Kompakt-Ratgeber

Haben Sie Fragen an Dr. med. Eberhard J. Wormer?
Anregungen zum Buch?
Erfahrungen, die Sie mit anderen teilen möchten?

Nutzen Sie unser Internetforum:
www.mankau-verlag.de

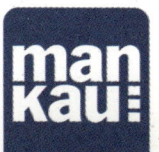

Impressum

Bibliografische Information der Deutschen Nationalbibliothek
Die Deutsche Nationalbibliothek verzeichnet diese Publikation in der
Deutschen Nationalbibliografie; detaillierte bibliografische Daten sind
im Internet über http://dnb.d-nb.de abrufbar.

Dr. med. Eberhard J. Wormer
Bluthochdruck
Wirksame Vorbeugung und Selbsthilfe bei erhöhten Werten
Kompakt-Ratgeber
ISBN 978-3-86374-380-2
1. Auflage April 2017

Mankau Verlag GmbH
Postfach 13 22, D-82413 Murnau a. Staffelsee
Im Netz: www.mankau-verlag.de
Internetforum: www.mankau-verlag.de/forum

Redaktion: Herbert Schwinghammer
Lektorat: Redaktionsbüro Julia Feldbaum, Augsburg
Endkorrektorat: Susanne Langer M. A., Germering
Cover/Umschlag: Andrea Barth, Guter Punkt GmbH & Co. KG, München
Layout: X-Design, München
Satz und Gestaltung: Lydia Kühn, Aix-en-Provence, Frankreich
Energ. Beratung: Gerhard Albustin, Raum & Form, Winhöring

Bildnachweis:
© istock / thinkstock serezniy: Umschlag (U2/Blutdruckmessgerät); alex_ugalek:
Umschlag (U3/Wein); mije_shots: Umschlag (U3/Steine); Ridofranz: Umschlag (U3/
Paar am Strand)
© Can Stock Photo SNR: 4, 8–9; Novic: 4, 16–17; vonschonertagen: 4, 36–37;
gina_sanders: 4–5, 48–49; Kurhan: 19/Umschlag (U3); jfergusonphotos: 24;
andyb1126: 30; woodoo: 33, 40; gajdamak: 64; Amaviael: 81; filmfoto: 82; ajafoto:
86; RomanShyshak: 97/Umschlag (U3); cloudrain: 98/Umschlag (U3); Mik122: 103;
ifong: 104/Umschlag (U3); kiraan: 109; kerdkanno: 110/Umschlag (U3); IvonneWie-
rink: 113; monkeybusiness: 120/Umschlag (U3); yuriyzhuravov: 124/Umschlag (U3)

Druck: Westermann Druck Zwickau GmbH, Zwickau/Sachsen

Vorwort

Bluthochdruck trifft Jung und Alt, Männer und Frauen, selbst Kinder haben schon mit diesem folgenschweren Problem zu kämpfen. Neben zahlreichen anderen Ursachen ist es besonders der heutige Lebensstil, der uns körperlich aus der Bahn wirft. Stress, ständige Belastungen, unausgewogene Ernährung und hektische Überforderung, auch noch in der Freizeit – diese Lebensweise fordert ihren Tribut und führt leider zur zunehmenden Überforderung der Blutgefäße.

Im »Ärzteblatt« Anfang Dezember 2016 findet sich der »Bluthochdruck in Deutschland« auf der Titelseite: »Bluthochdruck ist ein Hauptrisikofaktor für Herz-Kreislauf- und Nieren-Erkrankungen ... Dabei ist das Präventionspotenzial hoch, und es existieren effektive Behandlungsmöglichkeiten.«

Bluthochdruck lässt sich, einmal erkannt, gut behandeln, und es gibt eine ganze Reihe einfacher Möglichkeiten, Verantwortung für sich zu übernehmen. Mehr Entspannung im Alltag, eine gesunde Ernährung und ausreichend Bewegung sind kleine Etappenziele auf dem Weg zu mehr Gesundheit und Lebensqualität.

Werden Sie jetzt aktiv!

Inhalt

Einleitung

Allein in Deutschland sind laut einer Erhebung des Robert-Koch-Instituts (RKI) 20 Millionen Menschen von Bluthochdruck (arterielle Hypertonie) betroffen. Nur jeder dritte Erwachsene habe – unbehandelt – einen optimalen Blutdruck.

Die Weltgesundheitsorganisation (WHO) schätzt, dass Bluthochdruck inzwischen zur größten globalen Gesundheitsgefahr aufgerückt ist und erhöhter Blutdruck bei etwa 9,4 Millionen Todesfällen jährlich eine Rolle spielt. Zudem sei Bluthochdruck an mehr als der Hälfte aller Schlaganfälle beteiligt und für knapp die Hälfte der koronaren Herzkrankheiten (KHK) verantwortlich.

Die Deutsche Hochdruckliga (DHL) geht davon aus, dass fünfzig Prozent der Herzinfarkte und Schlaganfälle vermieden werden könnten, wenn ein zu hoher Blutdruck rechtzeitig behandelt wird.

Ein großes Problem dabei ist, dass viele gar nicht wissen, dass sie betroffen sind. Dies lässt sich leicht ändern: Wer regelmäßig seinen Blutdruck misst, kann rasch erkennen, ob er zu hoch ist – und sich dann an einen Arzt wenden. Die zweite gute Nachricht: Die Betroffenen können auch ohne Hilfe durch den Arzt und Medikamente viel tun, um der Krankheit ihren Schrecken zu nehmen.

Dass die Maßnahmen Früchte tragen können, zeigt wiederum ein Blick auf die Untersuchungsergebnisse des RKI: Der Durchschnittsblutdruck in Deutschland – bei

Erwachsenen in der Altersgruppe von 18 bis 79 Jahren – ist im Zeitraum von 1997 bis 2011 bei Frauen systolisch und diastolisch jeweils um 7 mmHg und bei Männern um jeweils 3 mmHg gefallen. Und die Anteile der Frauen und Männer mit optimalen Blutdruckwerten sind gestiegen, die mit erhöhten Blutdruckwerten gefallen. Es hat also in der deutschen Bevölkerung eine Verschiebung hin zu niedrigeren Blutdruckwerten stattgefunden.

In diesem Zeitraum nahmen auch die Bekanntheit, die Behandlung und der Kontrollgrad des Bluthochdrucks deutlich zu. Immerhin stieg der Bekanntheitsgrad der Hypertonie bei Frauen von 74 auf 87, bei Männern von 65 auf 78 Prozent. Dies schlägt sich dann positiv auf den Anteil der Behandelten nieder: Der Wert stieg von 62 auf 79 Prozent der betroffenen Frauen, bei den betroffenen Männern von 65 auf 78 Prozent. Auch der Anteil der kontrollierten Hypertonie mit Blutdruckwerten unter 140/90 mmHg ist bei den Frauen deutlich höher: Er stieg von 62 auf 79 Prozent, bei den Männern von 48 auf immerhin 65 Prozent. Man könnte meinen, dass aufgrund dieser Zahlen Männer weniger von Bluthochdruck betroffen wären. Weit gefehlt! Die Anzahl der betroffenen Männer wird in Deutschland auf 10,6 Millionen geschätzt, die der Frauen auf 9,6 Millionen. Tatsache ist, wie in allen Gesundheitsfragen: Frauen sind über Gesundheit und Ernährung allgemein wesentlich besser informiert, und sie handeln auch in der Mehrzahl dementsprechend.

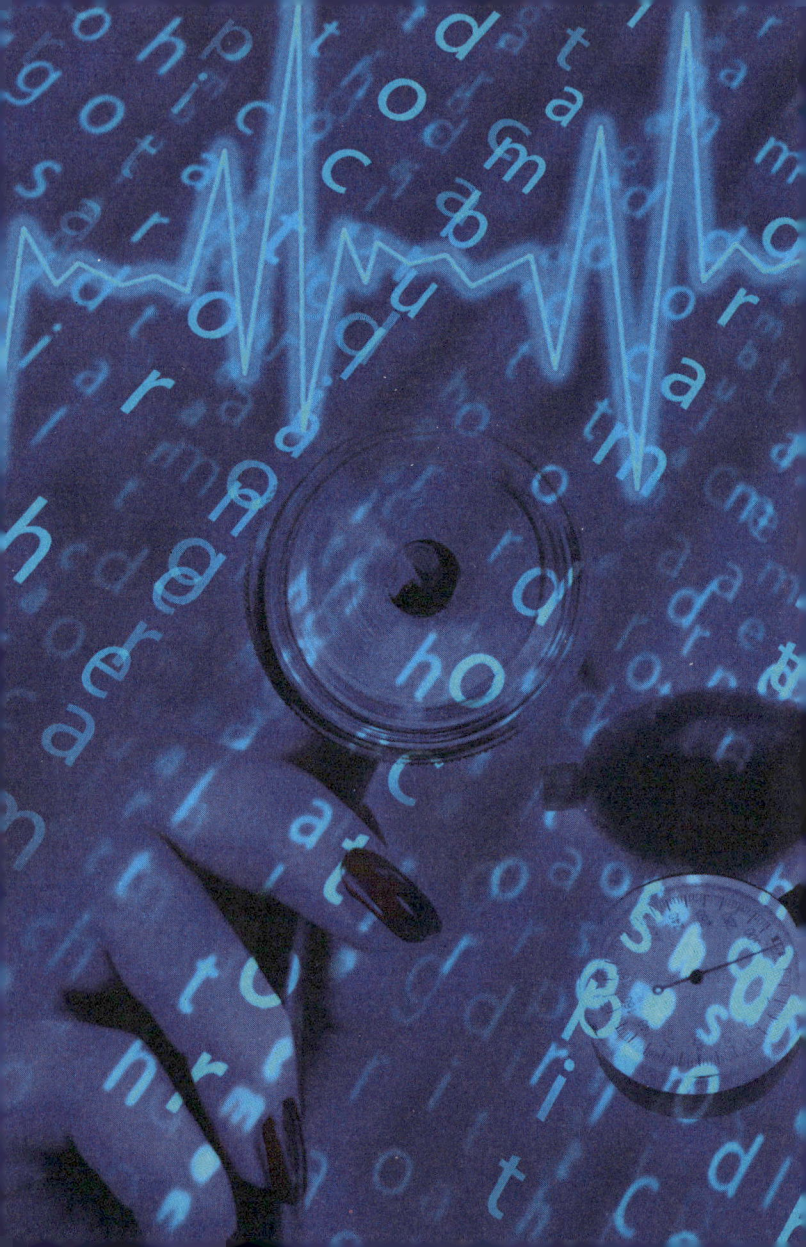

Bluthochdruck – was ist das eigentlich?

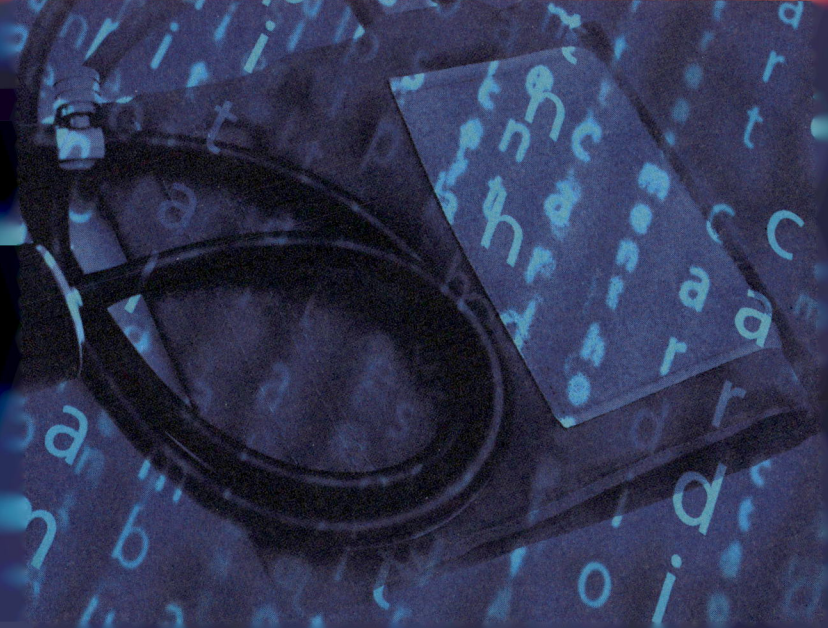

Was versteht man unter einem »hohen Blutdruck«?

Der Blutdruck hängt vom Blutvolumen, vom Gefäß-widerstand und von der Kraft ab, mit der das Herz das Blut in das Gefäßsystem pumpt. Der ideale Blutdruck-wert von Erwachsenen liegt nach den Richtlinien der Weltgesundheitsorganisation (WHO) bei 120/80 mmHg (= Millimeter-Quecksilbersäule). Hierzulande richten sich die Ärzte bei der Diagnostik nach den Vorgaben von internationalen Expertengremien: Demnach liegt ein Bluthochdruck (Hypertonus, Hypertonie oder arterielle Hypertonie) dann vor, wenn bei mehrmaligen Messun-gen an verschiedenen Zeitpunkten Werte über 140/90 mmHg gemessen werden.

Systolisch und diastolisch

Ein Beispiel: Auf einem Blutdruckmessgerät werden die Werte 140 und 90 mmHg angezeigt. Der erste Wert gibt den sogenannten systolischen Blutdruck an – im Volks-mund auch »oberer Wert« genannt. Das ist der höchste Druck, der bei der Kontraktion des Herzens, also wäh-rend des Pumpvorgangs in die Hauptschlagader (Aorta), erreicht wird. Der zweite Wert (der »untere Wert«) gibt den sogenannten diastolischen Blutdruck an – das ist der geringste Druck, der in den Schlagadern herrscht, wäh-rend sich das Herz nach dem Pumpvorgang wieder mit

Blut füllt. Wichtig: Dieser Wert ist von Bedeutung, weil es der Druck ist, der mindestens IMMER im System ist! Der obere Wert bildet nur die Druckspitzen des Pumpvorgangs ab, während der untere Wert der Dauerdruck ist.

INFO

FÜR DIABETIKER BESONDERS WICHTIG

Diabetiker, vor allem die sogenannten Typ-2-Diabetiker, leiden besonders oft unter einem hohen Blutdruck, und meist kommen bei ihnen auch noch Übergewicht und andere Beschwerden dazu! Diabetes und Bluthochdruck erhöhen das Risiko für Folgeschäden an Herz und Gefäßen. Durch eine gute Einstellung Ihres Diabetes und Ihres Blutdrucks leisten Sie einen wirksamen Beitrag dazu, Ihre Gesundheit langfristig zu erhalten und Risikofaktoren günstig zu beeinflussen. Von einem noch höheren Gesundheitsrisiko ist dann auszugehen, wenn zusätzlich zur Diabetes-2-Erkrankung und zum Bluthochdruck noch Übergewicht und Fettstoffwechselstörungen hinzukommen. Dann spricht man von einem metabolischen Syndrom (siehe Seite 29). Häufige Ursachen dieser kombinierten Erkrankungen sind Bewegungsmangel und ungesunde Ernährung. Hier können eine Ernährungsumstellung sowie vermehrte körperliche Aktivität und Bewegungstraining wirksame Abhilfe schaffen. Darüber hinaus müssen der Diabetes, Bluthochdruck und die Fettstoffwechselstörungen konsequent behandelt werden.

Der Messwert »mmHg«

Die Maßeinheit mmHg ist eine etwas altmodische Bezeichnung aus den Anfängen der Medizin, aber bis heute gebräuchlich! Der Terminus ist in der Europäischen Union und in der Schweiz die Maßeinheit für den Druck von Blut und anderen Körperflüssigkeiten. Ausgeschrieben bedeutet sie »Millimeter-Quecksilbersäule«, also den Druck, der von einer Quecksilbersäule in 1 Millimeter Höhe erzeugt wird. Sie gleicht zudem der Größe von 1 Torr, das genau 1 mmHg entspricht und eine weitere in der Medizin, aber innerhalb der EU selten verwendete Maßeinheit des Blutdrucks ist.

Risikofaktor für das Gefäßsystem

Insbesondere in den Blutgefäßen kann ein dauerhaft erhöhter Bluthochdruck großen Schaden anrichten. Deshalb gilt die Hypertonie auch als wichtiger Risikofaktor für Herz-, Kreislauf- und Gefäßerkrankungen. Darüber hinaus hat Bluthochdruck einen direkten ungünstigen Einfluss auf den Herzmuskel, der als Reaktion auf den langfristig erhöhten Druck mit der Zeit verdicken und so allmählich seine Funktionsfähigkeit einbüßen kann. Die Folge ist dann am Ende meist eine Herzmuskelschwäche. Ebenso können durch einen permanent zu hohen Blutdruck und die damit verbundenen Gefäßveränderungen das Gehirn oder die Nieren (im ungünstigsten Fall Nierenversagen) geschädigt werden. Bluthochdruck gilt auch als Risikofaktor für Demenz!

Niedriger Blutdruck (Hypotonie)

Von niedrigem Blutdruck (arterielle Hypotonie) spricht man, wenn die Messwerte dauerhaft unter 110/60 mmHg bei Männern und 100/60 mmHg bei Frauen liegen. Im Gegensatz zum Bluthochdruck ist der niedrige Blutdruck in der Regel nicht bedrohlich – er gilt deshalb auch nicht als Krankheit. Somit besteht von ärztlicher Seite kein Handlungsbedarf, solange keine für den Betroffenen unangenehmen Symptome auftreten. Weltweit ist niedriger Blutdruck als »German Disease« bekannt, weil er hierzulande »ernst« genommen wird.

Niedriger Blutdruck ohne Grunderkrankung

Ein dauerhaft zu niedriger Blutdruck kommt häufig ohne Grunderkrankungen vor, und die Betroffenen werden von keinen bedrohlichen Symptomen belastet. Diese häufigste Form des niedrigen Blutdrucks wird »primäre Hypotonie« genannt. Sie tritt meist bei jungen, schlanken Frauen auf und kann auch angeboren bzw. vererbt sein. Früher verwendete man dafür den Begriff »Konstitution«. Im Vergleich zum Bluthochdruck könnte man überspitzt sagen: Der Bluthochdruckpatient fühlt sich oft wohl und vital, ist aber schwer krank, dagegen fühlt sich der Patient mit niedrigem Blutdruck schlecht, schlapp und schwindlig. Er wird aber die dem Hypertoniker drohenden Folgerkrankungen nicht erleben, sodass seine Lebenswartung, zumindest in Bezug auf den Blutdruck, deutlich höher sein dürfte. Je niedriger der Blutdruck, umso besser die Prognose!

Sekundäre Ursachen

Die sekundäre Hypotonie wird meist durch Medikamente und/oder Erkrankungen verursacht: zum Beispiel bei Schilddrüsenunterfunktion, Unterfunktion der Nebennierenrinde, Unterfunktion der Hirnanhangsdrüse, Flüssigkeitsmangel und einigen Herzerkrankungen wie Herzinsuffizienz, Herzrhythmusstörungen oder Herzbeutelentzündungen. Auch Salzmangel wird zu Recht immer wieder als mögliche Ursache diskutiert. Zudem muss man im Alltag auch an Nebenwirkungen von Medikamenten denken; so können Präparate gegen Herzrhythmusstörungen, Depression, Ängste, Schlaflosigkeit sowie gefäßerweiternde Mittel, Koronarmittel gegen Angina pectoris und wassertreibende Medikamente blutdrucksenkend wirken. Auch nicht optimal eingestellte Antihypertonika (Mittel gegen Bluthochdruck) können einen unerwünschten mehr oder minder heftigen Ausschlag in den Bereich des niedrigen Blutdrucks nach sich ziehen.

Orthostatische Hypotonie

Viele Menschen haben schon mal die Erfahrung gemacht, dass sie sich beim raschen Aufstehen von Sofa oder Bett schnell wieder hinsetzen müssen, um nicht umzukippen; viele ereilt dieses Phänomen auch beim Wasserlassen auf der Toilette. Meist ist damit ein Leeregefühl im Kopf, Schwindel, ein Schwächegefühl, ein »Schwarzwerden« vor Augen etc. verbunden. Der Grund ist ein Absacken des Blutes in die untere Körperhälfte, beim schnellen Wechsel von liegender bzw. sitzender in die stehende Position durch einen vorübergehenden Blutdruckabfall, bis das Herz das erkannt hat und gegensteuert. Wenn dieses Phänomen gehäuft auftritt, ist es nicht nur recht lästig, sondern kann – vor allem für ältere Menschen – ein Risikofaktor für Stürze und gefährliche Knochenbrüche sein.

Wann ein Arztbesuch nötig ist

Sollten Sie Symptome wie Müdigkeit, Kopfschmerzen oder häufigen Schwindel verspüren oder wird Ihnen ab und zu schwarz vor Augen, messen Sie Ihren Blutdruck, um herauszufinden, ob er wirklich zu niedrig ist. Wenn das nicht möglich ist, sollten Sie einen Arzt aufsuchen, um zunächst die Blutdruckwerte am besten durch eine 24-Stunden-Blutdruckmessung mit einem mobilen Gerät kontrollieren zu lassen. Sind organische Störungen ausgeschlossen, können Sie eigene Maßnahmen gegen die Hypotonie einleiten. Dazu gehören vor allem

- ausreichend trinken (am besten Mineralwasser),
- auf ausreichenden Salzkonsum achten,
- regelmäßig Ausdauersport betreiben und
- beim Duschen am Ende kurz mit kaltem Wasser aufsteigend (von den Füßen zum Herz) abduschen.

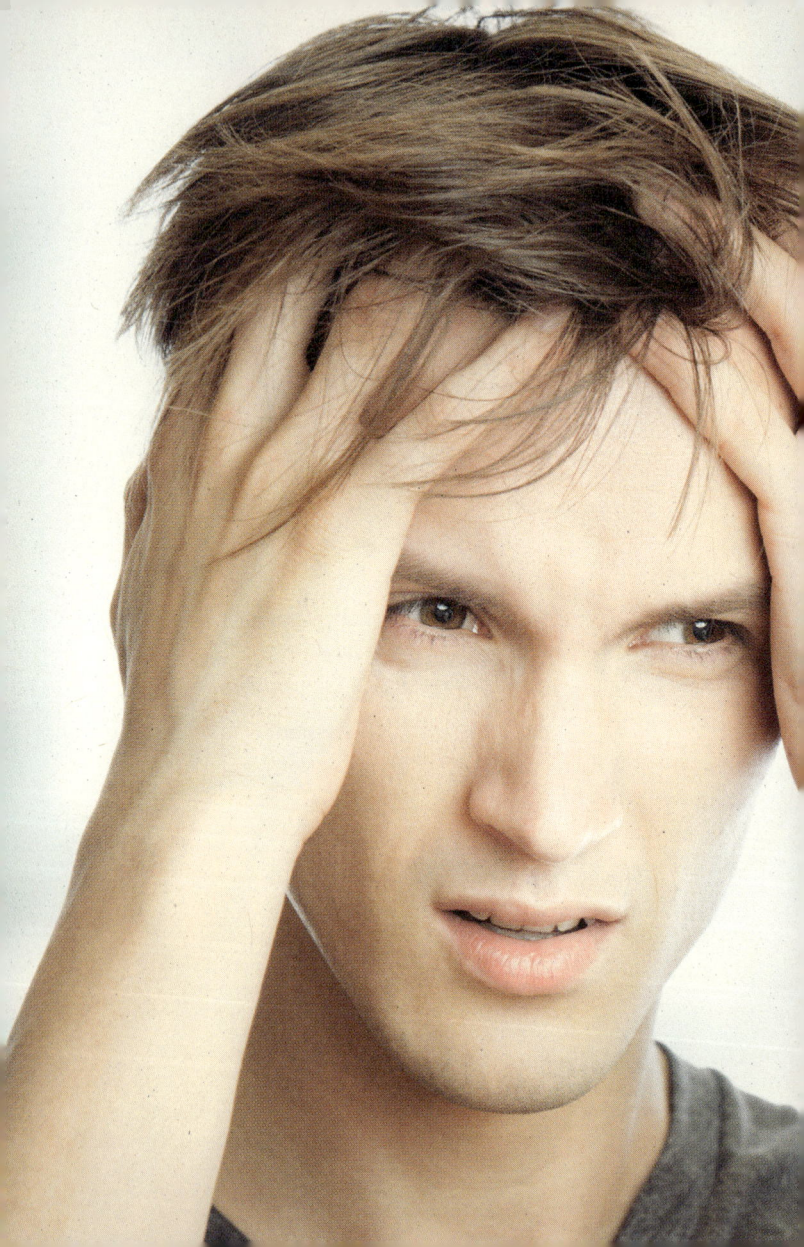

Anzeichen und Ursachen von Bluthochdruck

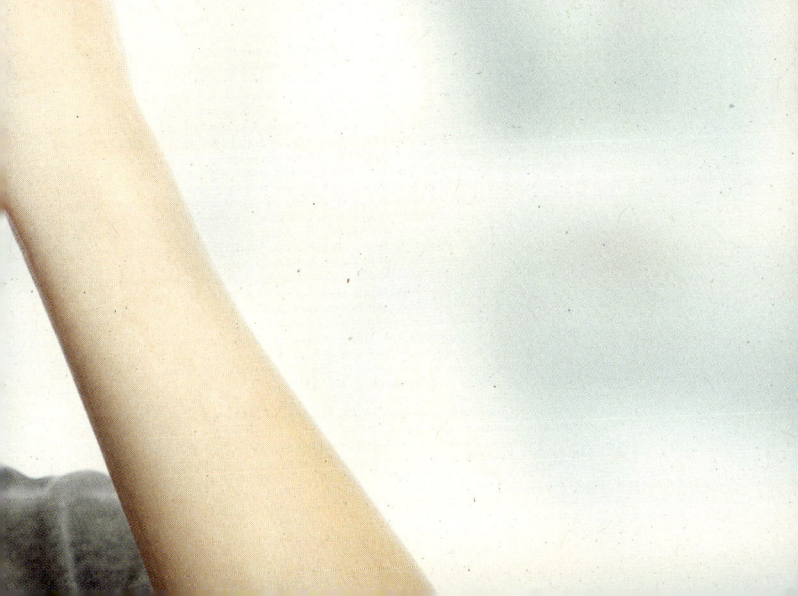

Typische Symptome bei hohem Blutdruck

Bei Bluthochdruck, der zwar als eigenständige Erkran-kung gilt und eine Reihe gefährlicher Folgeprobleme verursacht, sind normalerweise keine Beschwerden spürbar. Es sind also meist für die Betroffenen keine unmittelbaren Symptome des Bluthochdrucks zu erkennen, weshalb die Krankheit auch häufig lange Zeit unerkannt bleibt.

Anzeichen und Warnzeichen

Dennoch gibt es Anzeichen bzw. erste Warnzeichen für Bluthochdruck, die verdächtig sind:

- Schwindelgefühle
- Kopfschmerzen
- Herzklopfen
- Nervosität
- Atemnot bei Belastung
- Sehstörungen

Dabei ist Vorsicht geboten, denn diese Symptome können auch im Zusammenhang mit ganz anderen Erkrankungen auftreten, die mit Bluthochdruck nichts zu tun haben. Sie sollten von Ihnen aber auf jeden Fall ernst genommen werden. Ein Arztbesuch ist bei län-gerem Bestehen der Symptome dann in naher Zukunft anzuraten. Beim Arzt wird mit Sicherheit zunächst Ihr Blutdruck gemessen, sodass Sie schnell wissen werden, ob Sie tatsächlich mit der Verdachtsdiagnose Hypertonie rechnen müssen.

Auch ein umfassender Gesundheits-Check sollte der Blutdruckmessung folgen, egal, ob Ihr Blutdruck normal oder erhöht ist, um andere mögliche Ursachen solcher Symptome diagnostizieren zu können.

Die hypertensive Entgleisung

Laut einer Studie aus dem Jahr 2014 suchen in den USA immer mehr Menschen wegen Bluthochdrucks die Notaufnahme einer Klinik auf. Dieses Phänomen ist auch

Bluthochdruck lässt sich über eine Messung leicht erkennen.

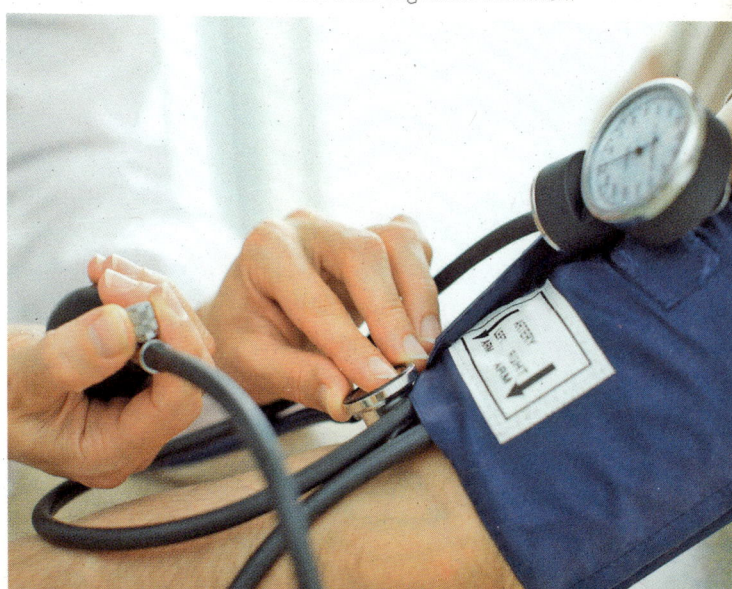

in Deutschland zu beobachten, wobei ein Haus- oder Notarzt bei extrem hohem Blutdruck die Aufnahme in ein Krankenhaus anordnen wird. Plötzliche, massive und sich nicht mehr normalisierende Blutdruckerhöhungen können unter Umständen eine solch schnelle Erstversorgung erfordern.

Zeichen des sogenannten hypertensiven Notfalls sind beispielsweise:

- Kopfschmerzen, Übelkeit, Erbrechen
- Schlaganfallsymptome
- Taubheitsgefühl und/oder Ausfall der Durchblutung in Händen und Füßen
- Nasenbluten
- Aushusten von blutigem Sekret
- Schwere Atemnot
- Brustenge (Angina pectoris)

Es treten dabei in der Regel Blutdruckwerte von über 230/130 mmHg auf, deren deutliche Senkung sofort, aber behutsam (innerhalb von 24 Stunden wegen der Gefahr von Durchblutungsstörungen von Organen) eingeleitet werden muss. So ist in der Regel nach ambulanter Erstversorgung eine stationäre Aufnahme notwendig, um eine Dauerinfusion mit blutdrucksenkenden Mitteln unter engmaschiger Kontrolle durchführen zu können. Zudem muss nach den Ursachen der Krise gesucht werden, um langfristigen Organschäden vorzubeugen.

Zugrunde liegende Ursachen

Der Grund für erhöhten Blutdruck kann in den allermeisten Fällen trotz aufwendiger Diagnostik nicht geklärt werden. Man spricht dann von primärem Bluthochdruck (primäre Hypertonie, essenzielle Hypertonie). Ist dagegen die Ursache für den Bluthochdruck bekannt, wie z. B. ein chronisches Nierenleiden (renale Hypertonie), hormonelle Erkrankungen (endokrine Hypertonie) oder das Schlafapnoe-Syndrom, spricht man von sekundärer Hypertonie.

Primäre Hypertonie mit unklaren Ursachen

In bis zu 98 Prozent der Fälle bleibt die Ursache unklar – dann liegt die »primäre« oder »essenzielle« Form der Hypertonie vor. Es gibt Risikofaktoren, die die Entstehung eines krankhaft hohen Blutdrucks begünstigen.

Ursache Stress

Heute dürfte Stress die häufigste und wichtigste Ursache für Hypertonie sein. Dabei ist zu unterscheiden zwischen kurzzeitigem Stress und einer Belastung, die über einen längeren Zeitraum wirksam ist. Kurzfristige Blutdruckerhöhungen sind als normal einzustufen, während die langfristige oder gar dauerhafte Erhöhung des Blutdrucks eine Krankheit und ein Risikofaktor für viele weitere Erkrankungen ist. Allgemein gilt: Nach Stress sollte immer wieder regelmäßig eine Erholungsphase

folgen – es muss eine Balance hergestellt werden
zwischen dem Sympathikus und dem Parasympathikus
(auch »Vagus« genannt), die beiden gegensätzlichen
Pole des Vegetativums. Alle Lebensvorgänge werden
von der Aktivität des Sympathikus und der Aktivität des
Parasympathikus beeinflusst. Die Sympathikusaktivität
vermittelt beschleunigten Herzschlag, hohen Blutdruck,
allgemein verstärkten Stoffwechsel, innere Spannung
und eine gewisse »Unruhe«. Der Parasympathikus hingegen bewirkt durch seine Aktivität einen verlangsamten
Herzschlag, verminderten Blutdruck, reduzierte Stoff-
wechselleistungen, eine Verengung der Atemwege und
eine erhöhte Aktivität des Darmes sowie Müdigkeit bis
hin zum Schlafbedürfnis.
Bei Gesundheit und ausgewogenen Alltagsaktivitäten
agiert das Vegetativum in harmonischer Weise zwischen
Sympathikus und Parasympathikus hin und her, ohne
in Extremzustände zu verfallen. Wird dieses unbewusst
gesteuerte, empfindliche Gleichgewicht längere Zeit
gestört, kommt es zur permanenten Belastung und
irgendwann zu ernsthaften Krankheiten.

Kurzzeitiger oder lang anhaltender Stress

Unter kurzzeitigen Stress fällt auch der Bewegungsstress, wobei der dadurch ausgelöste Blutdruckanstieg
von normalen zu hohen Werten in der Regel notwendig
und entsprechend physiologisch ist. Allerdings sollten
dabei keine extrem hohen Werte auftreten und diese

nach Ende der Bewegungsbelastung schnell wieder fallen.

Wenn der Betroffene allerdings untrainiert ist, dann können hohe Werte auch schnell gefährlich werden. Sie sollten sich deshalb an mehr Bewegung langsam herantasten und den Ausdauersport auf jeden Fall mit geringer Belastung beginnen und unter wiederholten Blutdruckkontrollen steigern bzw. nur unter Aufsicht eines erfahrenen Trainers ausüben.

Auch kurzzeitige emotionale Erregung lässt den Blutdruck ansteigen. Psychischer Stress ist nicht so leicht in den Griff zu bekommen wie Bewegungsstress, weil Sie bei solchen Belastungen ja nicht einfach »mal stehen bleiben und eine Pause einlegen können«.

Psychischer Dauerstress bzw. häufig und regelmäßig wiederkehrender Stress sollten nicht nur hinsichtlich des Blutdrucks ernst genommen werden. Oft ist die allgemeine Leistungsfähigkeit eingeschränkt, was eine höhere Anfälligkeit für Infektionskrankheiten, Magen-Darm-Geschwüre begünstigt. Tinnitus, Hörsturz und Schwindel können auftreten, Zyklusstörungen, Unfruchtbarkeit und Impotenz drohen, Kopf- und Rückenschmerzen durch Verspannung bzw. Spannungserhöhung in der Muskulatur treten häufig auf.

Am problematischsten ist die Gefahr durch chronisch sehr hohen Blutdruck mit all seinen zahlreichen gesundheitsschädlichen Folgen. Mit großer Wahrscheinlichkeit kann es durch den dauerhaften Bluthochdruck zu

INFO

DIE ANGST VOR ÄRZTEN

Zu den kurzzeitigen »Aufregern« gehört auch der sogenannte »Weißkittelhochdruck«. Angst vor der Blutdruckmessung in der Praxis, Angst vor der Blutabnahme, Angst vor der Untersuchung, Angst vor den Ergebnissen – diese Ängste lassen den Blutdruck vieler Patienten in der Praxis hochschnellen, während er sonst vielleicht ganz normale Werte zeigt. Erfahrene Ärzte bzw. medizinische Fachangestellte werden dem Patienten also erst einmal Zeit geben, zur Ruhe zu kommen. Dann kann aber bei der folgenden Messung immer noch ein ungewöhnlich hoher Blutdruck angezeigt werden. Wenn ein Blutdrucktagebuch mit normalen Werten bei Messungen zu Hause vorliegt, wird der erfahrene Hausarzt diese Spitzen als »Ausreißer« betrachten. Andernfalls wird er raten, solche Messungen und deren Dokumentation in Zukunft regelmäßig durchzuführen.

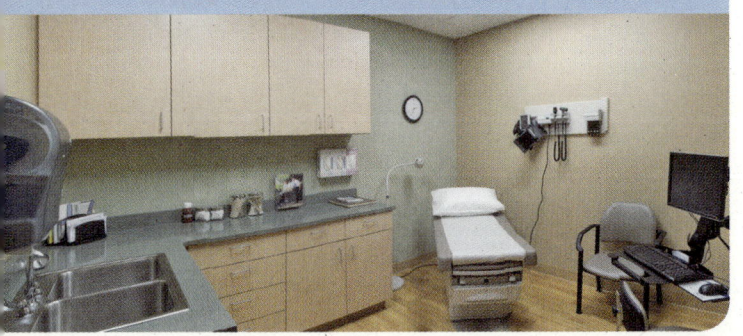

Schädigungen der sogenannten End-Organe, wie Herz (Herzinfarkt!), Gehirn (Schlaganfall!), Gefäße, Nieren und Augen kommen, wenn gegen die Stressursache(n) nichts unternommen wird.

Hier wären bei Kardiologen und Hausärzten auch Kenntnisse und Fertigkeiten gefragt, die die Psychosomatik betreffen. Manchmal sollten auch spezialisierte Psychotherapeuten hinzugezogen werden, da die Ursachen des Stresserlebens ja oft tiefer liegende – auch unbewusste – Wurzeln haben und hartnäckig weiterbestehen können. Langfristig droht bei chronischem Stress eine Vielzahl von körperlichen und psychischen Symptomen und Krankheiten, die den Betroffenen schwer zu schaffen machen und sich gegenseitig negativ beeinflussen.

In diesem Zusammenhang ist neuerdings oft die Rede vom »Burn-out-Syndrom«, das aber diagnostisch schwer zu fassen ist, weil es eben gerade mit einer Vielzahl von körperlichen und psychischen Symptomen in Verbindung steht.

Wichtig in diesem Zusammenhang erscheint auch, dass sehr früher kindlicher Stress wahrscheinlich schon die Basis für eine Art »grundlegend eingebrannten Alarmzustand« ist, zu dem dann unter anderem auch Bluthochdruck gehört. Solche frühen Belastungsfaktoren der psychisch-seelischen Entwicklung tragen dazu bei, dass Spannungszustände auch zu einem Anstieg des Gefäßwiderstandes und damit langfristig zu Bluthochdruck führen.

STRESS MIT DER WUT

INFO

Es hat sich gezeigt, dass Hypertoniker häufig Schwierigkeiten mit ihren aggressiven Gefühlen haben, die sie ständig unterdrücken und dementsprechend nicht nach außen »ablassen« dürfen. Der Betroffene bleibt also auf seinem inneren Druck sitzen, und es kommt zum »Dampfkesseleffekt«. Solche Patienten spielen nach außen häufig unbewusst die Rolle des freundlichen, hilfsbereiten Menschen, der sich um alles und jeden aufopferungsvoll kümmert. Diese permanente Verdrängung und Hemmung der Aggression, aber auch die Belastung durch das andauernde »Kümmern«, durch das »ständige Unter-Strom-Stehen«, manifestiert sich dann in der Regel mit einem spontanen Blutdruckanstieg bis hin zum chronischen Bluthochdruck.

Es ist schon überraschend, wie wenig Aufmerksamkeit diesen inzwischen gut erforschten und leicht verständlichen Faktoren immer noch geschenkt wird.
Lesen Sie mehr darüber, wie Sie psychischen Stress vermeiden bzw. reduzieren können, auf Seite 92 ff.

Ursache Genetik
Auffällig ist, dass Bluthochdruck vermehrt auftritt, wenn auch schon Eltern, Geschwister, Tante oder Onkel davon

betroffen sind. Hier sind sich die Experten einig, dass auch bei Hypertonie erbliche Faktoren eine wichtige Rolle spielen, auch wenn das »Hypertonie-Gen« noch nicht gefunden wurde.

Ursache Übergewicht

Übergewichtige weisen häufig einen zu hohen Blutdruck auf. Besonderes Augenmerk wird heute auf die Aktivierung des Fettgewebes im Bauchraum gerichtet, das inzwischen nicht nur als passiver Speicher von überschüssigem Fett betrachtet werden muss, sondern wahrscheinlich ein hochaktives »eigenes Organ« ist. Dort wird eine Reihe von Stoffen ins Blut abgegeben, was unter anderem regulierend auf den Blutdruck wirkt. Ideal wäre, wenn der Taillenumfang bei Frauen unter 80 und bei Männern unter 84 Zentimeter bleiben würde. Auch das Verhältnis zwischen Taillen- und Hüftumfang ist von Bedeutung: Bei Frauen sollte es unter 0,85 liegen (Taillenumfang zu Hüftumfang), bei Männern unter 1,0.

Der BMI

Inzwischen als etwas veraltet gilt der Body-Mass-Index (BMI in kg/m^2), bei dessen Ermittlung das Körpergewicht zur Größe ins Verhältnis gesetzt, genauer gesagt: das Gewicht durch das Quadrat der Körpergröße geteilt wird. Die Kritik am BMI, der aber bei der WHO und den ICD-10-Codierungen noch Anwendung findet, zielt darauf ab, dass das Gewicht eines Menschen von mehreren Faktoren bestimmt wird – vor allem von Wasser, Knochen, Muskeln und Fett – und deshalb ein hoher BMI nicht zwangsläufig Übergewicht anzeigt. Beispielsweise würde ein Sportler mit geringem Fett-, aber hohem (schwererem) Muskelgewichtsanteil einen hohen BMI haben und deshalb fälschlich als übergewichtig eingestuft werden.

Ursache Diabetes

Für Menschen mit Diabetes, vor allem mit dem sogenannten Diabetes-Typ-2, stellt der Bluthochdruck eine besonders starke zusätzliche Gefährdung dar. Bereits durch die Probleme mit dem Zuckerstoffwechsel allein besteht ein erhöhtes Risiko, eine »Blutgefäßverkalkung« (Arteriosklerose) im Körper zu entwickeln. Besonders am Herzen und Gehirn, an den Beinen, an den Augen und den Nieren ist dies gefürchtet und auch im Volksmund angstbehaftet (»diabetischer Fuß«, »Erblindung durch Netzhautablösung«, »bei der Dialyse landen«). Diese Risiken werden durch den Bluthochdruck noch deutlich verschärft.

Ursache Rauchen

Rauchen ist erwiesenermaßen für die Erhöhung des Blutdrucks mitverantwortlich. Rauchen begünstigt als direkter Faktor die »Verkalkung« der Blutgefäße, die sogenannte Arteriosklerose. Aus diesem Grund haben rauchende Bluthochdruckpatienten ein deutlich höheres Risiko für schwere Erkrankungen wie Herzinfarkt

DAS METABOLISCHE SYNDROM

Es handelt sich um ein besonders gefährliches Zusammentreffen verschiedener Krankheiten und Symptome, die sich gegenseitig bedingen und verstärken. Bluthochdruck gehört zu diesem Syndrom immer dazu. Ein Metabolisches Syndrom besteht, wenn neben Bluthochdruck mindestens noch zwei der folgenden Kriterien erfüllt sind:

- starkes Übergewicht mit bauchbetonter Fettverteilung
- Diabetes
- gestörter Fettstoffwechsel (Triglyceride und Cholesterin)

Die Kombination mit den anderen Faktoren bzw. Gesundheitsstörungen macht die Behandlung von Bluthochdruck bei diesen Patienten oft kompliziert und schwierig. Der Arzt muss dabei möglichst eine Behandlungsstrategie finden, mit der gleichzeitig alle Beschwerden in den Griff zu bekommen sind, weil die Symptome sich eben gegenseitig beeinflussen und in ihrer gefährlichen Wirkung wahrscheinlich nicht nur addieren, sondern potenzieren.

oder Schlaganfall als Nichtraucher. Indirekt begünstigt Rauchen das Risiko für ungünstige Veränderungen der Blutfettwerte: Das HDL-Cholesterin sinkt, das LDL-Cholesterin steigt. Beide Faktoren tragen zum Bluthochdruck bei.

Ursache regelmäßiger Alkoholkonsum

Alkoholkonsum lässt bei allen Menschen vorüberge-
hend den Blutdruck ansteigen. Bei bereits manifestem
Bluthochdruck birgt allerdings eine weitere Erhöhung
des schon hohen Basisniveaus des Blutdrucks durch den
Alkohol das Risiko, eine Folgeerkrankung zu entwickeln
oder diese zu verschlimmern. Nicht zu vernachlässigen
ist auch die Tatsache, dass Alkohol viele Kalorien enthält
und schon für sich allein zu Übergewicht führen und
natürlich auch einen Diabetes verschlechtern kann, der
ja seinerseits zu den Risikofaktoren zählt.

Ursache salzreiche Ernährung

Unsere Körperzellen brauchen eine bestimmte Salzkon-
zentration, um ihre vielfältigen Funktionen optimal auf-
rechterhalten zu können. Dafür sind sie auf regelmäßige

Erhöhter Salzkonsum kann negativ auf den Blutdruck wirken.

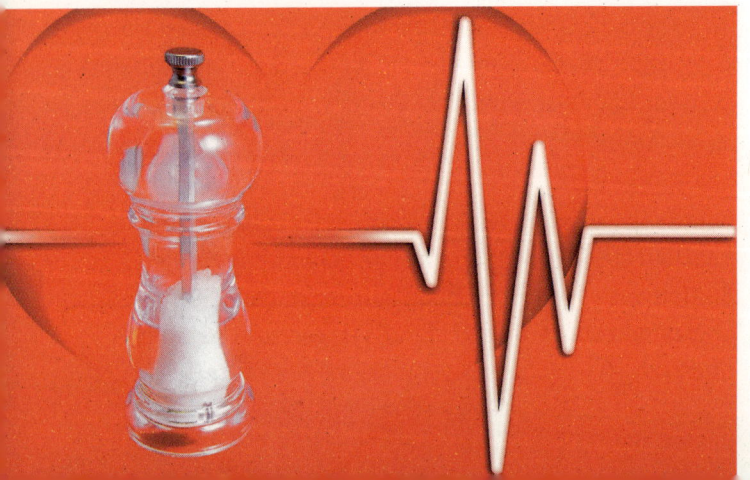

Zufuhr von Salz angewiesen. Zu viel Salz, vor allem in Verbindung mit zu wenig Flüssigkeit, führt auf Dauer fast zwangsläufig zur Erhöhung des Blutdrucks. Die Nieren können dann den Salz- und Wasserhaushalt nicht mehr optimal regulieren. Es können nicht mehr genug Salz und Wasser ausgeschieden werden, wodurch letztlich das Blutvolumen im Kreislauf zunimmt und damit fast automatisch der Druck in den Gefäßen ansteigt. Wie bei einem gut gefüllten Gartenschlauch, aus dem es beim Drauftreten stärker herausspritzt als aus einem nur schwach gefüllten!

Wichtig: Zu viel Salz wird heute meist nicht mehr bewusst aus dem Salzstreuer verbraucht, sondern vor allem durch versteckte Salze, also durch Fertiggerichte, Wurst, Schinken, Käse usw. unbemerkt aufgenommen.

Ursache Bewegungsmangel

Es verwundert keineswegs, dass zu wenig Bewegung im Alltag als eine weitere wichtige Ursache für Bluthoch-druck gilt. Bewegungsmangel allein führt in der Regel zu Übergewicht. Aber das ist nicht das einzige Problem. Darüber hinaus fehlen auch die positiven Effekte von Bewegung:

- die wechselnde Belastung des Organismus,
- ein gutes Gefäßtraining und
- die Elastizität der Gefäße.

Dadurch verringert sich unter anderem der Gefäßwider-stand, und es kann ein niedrigerer Blutdruck erreicht werden, was bei Bewegungsmangel nicht der Fall ist. Zudem führt Bewegungsmangel zu einer verminderten Nährstoff- und Sauerstoffaufnahme in der Muskulatur, was der Organismus unter Umständen durch Blutdrucksteigerung auszugleichen versucht.

Ursache »Antibabypille«

Wenn Frauen an Bluthochdruck leiden, entsteht ein echtes Gender-Thema, wenn diese Patientinnen dann auch noch mit der »Pille« verhüten möchten. So wird Frauen bei bereits bestehendem, manifestem Bluthochdruck davon abgeraten, die Pille einzunehmen, weil nicht selten schon die Verhütung mit einer östrogenhaltigen Pille den Blutdruck um 2 bis 8 mmHg erhöhen kann. Dies könnte, abhängig von der Ausgangslage, individuell zur Überschreitung einer Obergrenze und zum Bluthochdruck führen. Besonders fatal wirkt sich dieser Zusammenhang dann aus, wenn diese Patientinnen rauchen. Nicht nur Gender-Medizinerinnen befürchten eine »Epidemie« an Herzinfarkten und Schlaganfällen bei einer ganzen Generation der jetzt noch pubertierenden jungen Mädchen.

Sekundäre Hypertonie mit bekannten Ursachen

Wenn man von einer sekundären Hypertonie spricht, bedeutet das, dass die Ursache für den Bluthochdruck bekannt ist, also andere Krankheiten oder klar nachweisbare andere Faktoren vorliegen.

An erster Stelle stehen hier Nierenerkrankungen, denn in den Nieren findet ein wichtiger Teil der Blutdruckregulation statt. Die Niere ist ein komplexes Ausscheidungs- und Regulationsorgan und wirkt vor allem durch die exakte Steuerung des Wasser- und Salzhaushalts auf den Blutdruck ein. So kann es etwa bei eingeschränkter Nierenfunktion zur sogenannten renalen Hypertonie kommen.

Die Nebenniere liegt topografisch oben auf der Niere auf, sie gehört aber zum lebenswichtigen vegetativen Nervensystem des Sympathikus und ist ein Organ der Stoffwechselregulation. In den verschiedenen Schichten der Nebennieren werden viele lebenswichtige Hormone

Die Nieren leiden besonders unter zu hohem Blutdruck.

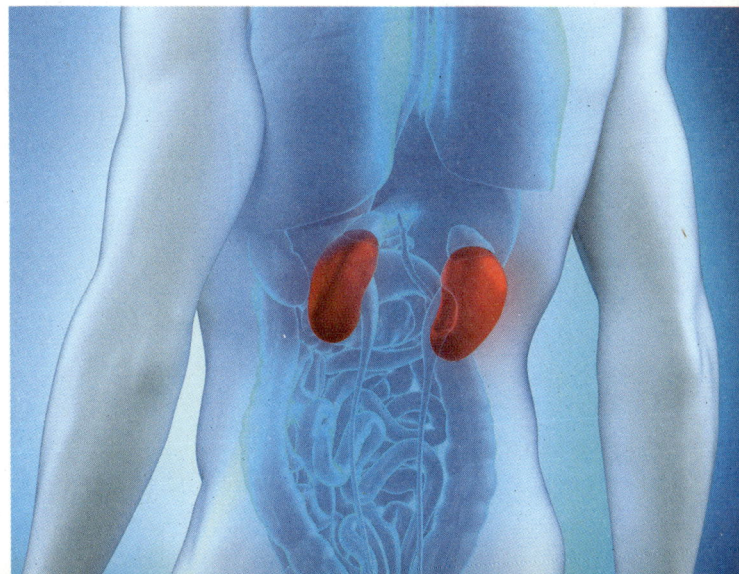

hergestellt, die durch ihre Hormonwirkung den Blutdruck auf unterschiedliche Weise beeinflussen.

Wird etwa dort das Hormon Aldosteron im Übermaß produziert, kommt es zur Störung des Regelkreises beim Blutdruck. Bluthochdruck ist dann die Folge einer Nebennierenerkrankung.

Aber auch die Einnahme bestimmter Medikamente wie beispielsweise Kortisonpräparate (Steroide), Appetitzügler, Schmerzmittel (sogenannte Nicht-Steroidale Antirheumatika), Schilddrüsenhormone, bestimmte Psychopharmaka etc.) kommen als Ursache für Bluthochdruck infrage.

Einer sekundären Hypertonie zugrunde liegen können:

- Nierenerkrankungen (Verengungen an den Nierenarterien oder eine chronische Nierenkrankheit)
- hormonelle Störungen aufgrund einer Schilddrüsenüberfunktion
- Erkrankungen der Nebennierenrinde
- die Einnahme von bestimmten Medikamenten bzw. der »Pille«
- das Cushing-Syndrom
- das Conn-Syndrom
- der sogenannte Schwangerschaftshochdruck (Gestationshypertonie)
- das Schlafapnoe-Syndrom
- Verengung der Hauptschlagader (Arteriosklerose).

Hoher Blutdruck in der Schwangerschaft

Eine besondere Form der sekundären Hypertonie ist die Schwangerschafts-Hypertonie. Naturgemäß tritt sie nur selten – in Phasen der Schwangerschaft – und natürlich ausschließlich bei Frauen auf.

Die Bedeutung dieses Themas liegt in der großen Gefahr, die von hohen Blutdruckwerten für Mutter und Kind ausgeht. Heute wird der Begriff der »hypertensiven Schwangerschaftserkrankung« als Überbegriff für die Schwangerschaftshypertonie (Gestationshypertonie) und die Präeklampsie angewendet. Früher war »Gestose« die übliche Bezeichnung für alle schwangerschaftsbedingten Erkrankungen.

Die Präeklampsie ist durch einen zu hohen Blutdruck mit mehr als 140/90 mmHg (Hypertonie) und eine erhöhte Ausscheidung von Eiweiß – von mehr als 300 mg in 24 Stunden – über den Harn (Proteinurie) gekennzeichnet. Unsere modernen Vorsorge- und Früherkennungsprogramme zielen unter anderem auch darauf ab, solche »hypertensiven Schwangerschaftserkrankungen« bzw. »Gestosen« in einem möglichst frühen Stadium zu erfassen, um frühzeitig geeignete Gegenmaßnahmen zu treffen. Ziel ist eine möglichst lange und gesunde Entwicklung des Kinds im Mutterleib und die Möglichkeit, jederzeit potenzielle Gefahren abzuwenden.

Es versteht sich von selbst, dass schwangerschaftsbedingte Blutdruckprobleme bei der Diagnose und Ursachenforschung ausgeschlossen werden müssen.

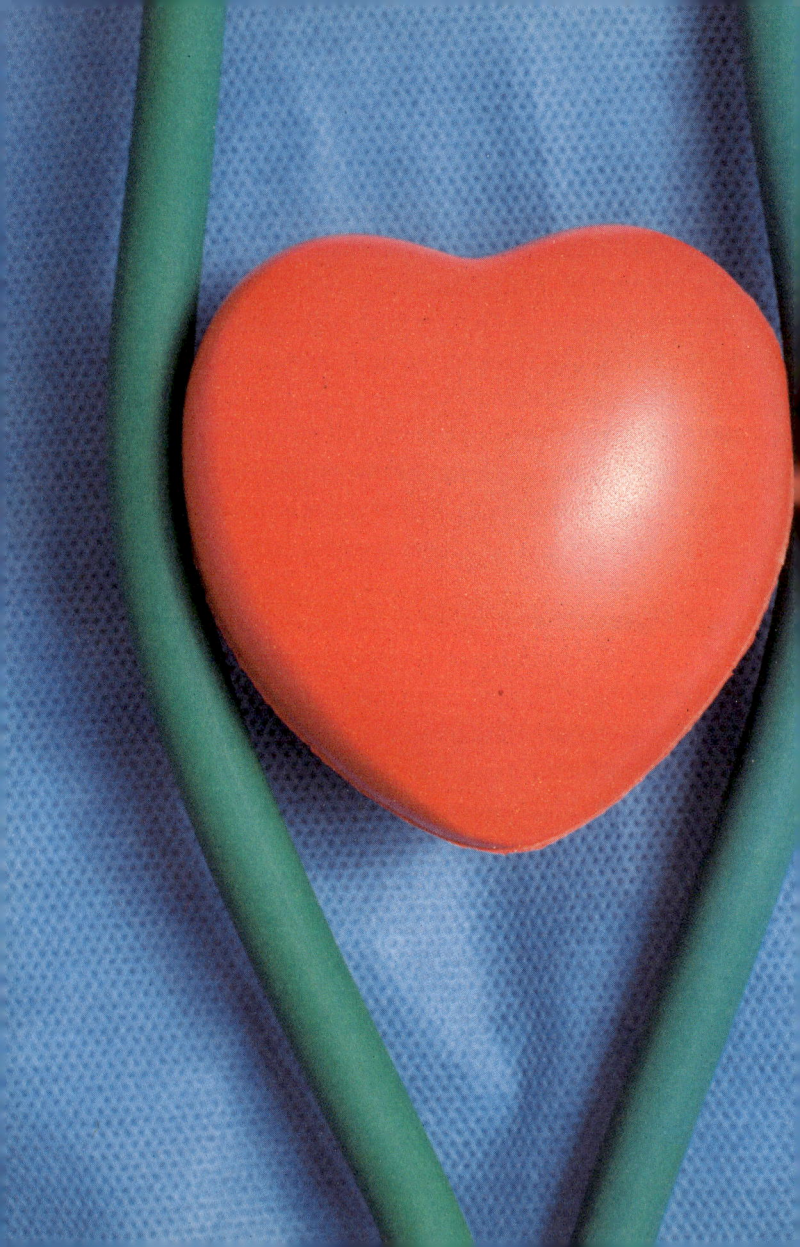

Typische Folge-
erkrankungen bei
Bluthochdruck

Bedrohung des Blutgefäßsystems

Ein dauerhaft erhöhter Bluthochdruck wird insbesondere die Blutgefäße im Laufe der Zeit massiv schädigen. Neben der Verdickung der äußeren Muskelschicht der Arterien bleibt der hohe Druck naturgemäß auch nicht ohne negative Folgen für die Innenwände der Arterien – sie verhärten sich und reißen in der Folge leichter ein. Es bilden sich zudem Ablagerungen, und eine Arteriosklerose entsteht, die zu den Auslösern für Herz-Kreislauf-Erkrankungen gehört.

So zählt die Hypertonie direkt und indirekt zu den wichtigsten Risikofaktoren für die Entstehung eines Herzinfarkts oder Schlaganfalls.

Darüber hinaus hat Bluthochdruck einen ungünstigen Einfluss auf den Herzmuskel: Auch dieser kann mit der Zeit verdicken und so allmählich seine Funktionsfähigkeit einbüßen. Die Folge ist eine Herzmuskelschwäche (Herzinsuffizienz). Zudem können direkt durch Einwirkung des Blutdrucks auf Zellen und indirekt auf dem Weg über eine Gefäßschädigung aufgrund der Arteriosklerose das Gehirn mit einem erhöhten Demenzrisiko oder die Nieren in Form von Nierenversagen durch permanent zu hohen Blutdruck belastet sein.

Wichtig: Wird Bluthochdruck nicht behandelt, drohen unweigerlich Folgeschäden.

Folgeschäden an Herz und Gefäßen

Bluthochdruck ist direkt oder indirekt für zahlreiche Organ- und Gefäßerkrankungen mitverantwortlich. Insbesondere fördert er krankhafte Veränderungen der Arterien, wodurch letztlich die Systemkrankheit Arteriosklerose entstehen kann.

Arteriosklerose

Arteriosklerose wird umgangssprachlich meist »Arterienverkalkung« oder auch »Arterienverhärtung« genannt (Sklerose = griechisch: Verhärtung).

Hierbei handelt es sich um eine krankhafte Veränderung der Schlagadern (= Arterien), die zunächst mit einer Verhärtung, später dann auch Verdickung der Arterienwand einhergeht. Dadurch kommt es mit der Zeit zur Verengung der betroffenen Gefäße, die den Blutfluss behindern und eine eingeschränkte Versorgung der Organe und Gewebe mit Sauerstoff und Nährstoffen verursachen.

Arteriosklerose kann grundsätzliche alle Arterien des Körpers betreffen. Bestimmte Gefäßregionen sind besonders häufig in Mitleidenschaft gezogen.

Für den Patienten wird es speziell dann gefährlich, wenn beispielsweise die Herzkranzgefäße, die das Gehirn versorgenden Gefäße oder die Becken- und Beinarterien betroffen sind. Drohende Komplikationen sind die koronare Herzkrankheit (KHK), Herzinfarkt, Schlaganfall, die periphere arterielle Verschlusskrankheit

(»Schaufensterkrankheit«) und andere Schäden an wichtigen End-Organen wie Herz, Gehirn, Gefäße, Nieren und Augen.

Eine Arteriosklerose entwickelt sich über Jahre und Jahrzehnte hinweg oft völlig unbemerkt, vor allem wenn eine regelmäßige ärztliche Kontrolle versäumt wird. Gleiches gilt für die arteriosklerotisch bedingten Folgeerkrankungen. Leider ist die Arteriosklerose dann meist schon so weit fortgeschritten, dass die Schädigungen nicht mehr rückgängig gemacht werden können. Es müssen umgehend therapeutische Maßnahmen eingeleitet werden, um die Entwicklung wenigstens zu stoppen und lebensbedrohlichen Komplikationen doch noch zuvorzukommen – das nennt man Sekundärprophylaxe bzw. Tertiärprophylaxe!

Der »Kanal«, durch den das Blut fließen kann, verengt sich.

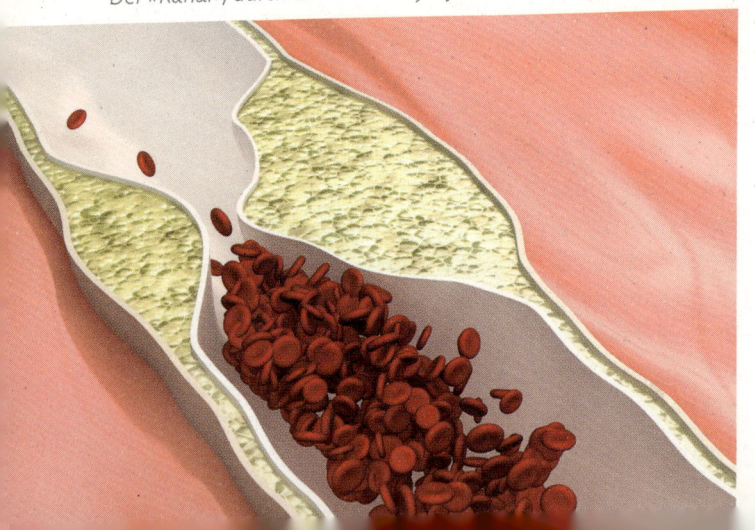

Eine Zivilisationskrankheit

Zusammenfassend kann festgestellt werden, dass die Arteriosklerose spätestens dann zur gefährlichen Erkrankung wird, wenn höhergradige Gefäßverengungen oder gar Verschlüsse auftreten. Dies ist in Deutschland bei etwa einem Drittel der Menschen über 40 Jahre der Fall, weshalb Arteriosklerose die häufigste Gefäßerkrankung hierzulande ist.

Arteriosklerose hängt zum einen mit der erfreulich gestiegenen Lebenserwartung zusammen, ist aber auch eine typische Zivilisationskrankheit. Das heißt, sie steht vor allem in Beziehung zum typischen Lebensstil in den westlichen Industriestaaten: mangelnde Bewegung, Über- und Fehlernährung (mit der Folge von Übergewicht) sowie Rauchen.

Deshalb steht zur Vorbeugung gegen eine Arteriosklerose immer die Änderung des eigenen Lebensstils an allererster Stelle. Dies ist auch dann noch erforderlich und hilfreich, wenn bereits arteriosklerotisch bedingte Gefäßverengungen vorliegen und das Fortschreiten der krankhaften Veränderungen nur noch sekundär verhindert oder gar nur mit Mühe vorbeugend abgemildert werden kann.

Arteriosklerotische Gefäßveränderungen sind auch während des natürlichen Alterungsprozesses zu beobachten, was aber bei einer gesunden Lebensführung nicht zwangsläufig zu einer gesundheitsgefährdenden Entwicklung führen muss.

Die Folge: koronare Herzkrankheit und Herzinfarkt

Wenn sich die Arteriosklerose schon im fortgeschrittenen Stadium befindet, in dem der Blutfluss (wie in der Abbildung auf Seite 40 deutlich zu sehen) in relevanter Weise vermindert ist, sind in der Regel auch die Herzkranzgefäße betroffen, und es droht eine koronare Herzkrankheit (KHK), in deren Verlauf es dann zu einem Herzinfarkt kommen kann. Am Beispiel des Kreises können Sie gut erkennen, welche Rolle eine Verminderung des Radius spielt. Sie kennen die Formel zur Berechnung der Kreisfläche (A): $A = \pi r^2$.

Nehmen wir folgendes Beispiel:
Ein Radius von 2 cm bedeutet eine Fläche für die Durchblutung von $\pi \emptyset 2^2 = \pi \emptyset 4$.
Ein Radius von nur noch 1 cm (= die Hälfte ist durch Arteriosklerose aufgebraucht) bedeutet also eine Fläche von $\pi \emptyset 1$, also nur noch einem Viertel der Fläche!

INFO

ANVISIERTE ZIELWERTE

Je mehr Risikofaktoren für eine Herz-Kreislauf-Erkrankung vorliegen, desto niedriger sollte der Blutdruck sein. Deshalb muss der Blutdruck konsequent und dauerhaft auf angemessene Werte gesenkt werden, die Ihr Arzt individuell mit Ihnen vereinbart.

Chronische Herzschwäche

Ist das Herz nicht mehr in der Lage, den Körper mit genügend Blut und damit mit Sauerstoff zu versorgen, kann eine Herzschwäche (Herzinsuffizienz) vorliegen. Bluthochdruck gehört zu den wichtigsten Ursachen für eine solche Herzschwäche: Durch den permanent erhöhten Druck ist das Herz chronisch überfordert, sodass seine Pumpleistung irgendwann nachlässt. Hiervon sind vor allem Menschen im Seniorenalter betroffen. Die beste Vorbeugungsmaßnahme ist die Umstellung auf einen gesunden Lebensstil. Wichtig ist, einen Bluthochdruck frühzeitig zu behandeln, damit es gar nicht erst zur krankhaften Schwächung des Herzens kommt.

Schlaganfall

Eine Arteriosklerose der Halsschlagadern oder der gehirnversorgenden Arterien erhöht das Risiko für einen Schlaganfall (Apoplex). Als Schlaganfall wird eine plötzlich auftretende örtliche Durchblutungsstörung im Gehirn bezeichnet, die durch eine verminderte Blutversorgung (Ischämie) in diesen Gehirnarealen hervorgerufen wird. Die Folge ist akuter Sauerstoffmangel, was einen Hirninfarkt begünstigt, wenn nicht rechtzeitig gehandelt wird: Das betroffene Hirngewebe stirbt ab, und es gilt die Regel: »Time is brain!«, jede Minute zählt, um das Gehirn zu schützen!
Je nachdem, welche Region von der Durchblutungsstörung betroffen ist, versagen bestimmte Gehirn- und Ner-

venfunktionen ihren Dienst und es kommt zu verschiedenen neurologischen Ausfällen: Seh-, Sprach-, Geh- und/oder Sensibilitätsstörungen bis hin zu Lähmungen einzelner Körperteile oder einer ganzen Körperseite.

Auslöser für einen Schlaganfall

► In 80 Prozent der Fälle ist eine Arteriosklerose die Ursache eines sogenannten ischämischen Schlaganfalls. Durch arteriosklerotisch bedingte Ablagerungen an den Innenwänden werden ein oder mehrere Blutgefäße im Gehirn stark eingeengt oder durch ein Blutgerinnsel komplett verschlossen. Dadurch wird die Blutzufuhr massiv beeinträchtigt bzw. vollständig unterbrochen. Hiervon können sowohl die großen Hirnarterien als auch kleinere Ästelungen im Hirngefäßsystem betroffen sein. Dabei muss sich das Blutgerinnsel nicht immer direkt vor Ort gebildet haben. Häufiger stammt es aus einer arteriosklerotisch geschädigten Halsschlagader oder aus dem Herzen (beispielsweise bei Vorhofflimmern) und wird dann mit dem Blutstrom ins Gehirn verschleppt.

► Weniger häufig, in etwa 15 Prozent der Fälle, tritt ein Schlaganfall als Folge einer geplatzten Hirnarterie auf, die eine massive Einblutung in das Gehirn zur Folge hat (intrazerebrale Blutung, hämorrhagischer Schlaganfall). Dabei schaltet das austretende Blut wichtige Hirnbereiche aus. Die beschriebenen neurologischen Symptome können dabei äußerlich bezüglich ihrer Ursache nicht unterschieden werden: Eine (arteriosklerotisch bedingte)

Hirnblutung sieht zunächst genauso aus wie eine Durchblutungsstörung im Gehirn, ist jedoch seltener.
☛ Noch seltener sind Entzündungen, angeborene Fehl-
bildungen oder Verletzungen der Gehirngefäße Auslöser
eines Schlaganfalls.

Demenzerkrankung

Ein permanent zu hoher Blutdruck gilt als Risikofaktor
für die Entstehung einer Demenzerkrankung. Hypertonie
führt auch zu einer chronischen und fortschreitenden
Beeinträchtigung der Hirnleistung mit dem Risiko einer
Demenz. Inzwischen weiß man, dass hoher Blutdruck
über einen langen Zeitraum hinweg dazu beiträgt,
dass die sogenannte graue Hirnsubstanz, durch die
ein großer Teil der Nervenleitungen im Gehirn verläuft,
angegriffen wird. Die Blut-Hirn-Schranke wird geschädigt und »durchlässiger« für solche Stoffe, die für das
Gehirn schädlich sind und auch für die Entwicklung einer
Demenz eine Rolle spielen.

DEMENZ ALS »SPÄTFOLGE«

INFO

Durch eine Schädigung des Gehirns durch permanenten
Bluthochdruck kann es schon im mittleren Lebensalter zu
Einschränkungen der kognitiven Fähigkeiten kommen,
ein Frühzeichen der Demenz-Erkrankung.

Folgeschäden an der Niere

Mindestens zwei Millionen Menschen in Deutschland leiden unter einer chronischen Nierenkrankheit mit eingeschränkter Nierenfunktion – das wurde in einer aktuellen
Studie beobachtet. Das die Situation verschärfende Problem ist, dass nur ein Drittel der Betroffenen davon weiß.
Denn eine chronische Nierenkrankheit verläuft ohne
Symptome und vor allem ohne Schmerzen. Das Fortschreiten der Erkrankung kann aber durch verschiedene
Maßnahmen verzögert werden. Die Blutdrucksenkung ist
hier ein wichtiger Therapiebaustein.

Vor allem Menschen mit Bluthochdruck haben ein sehr
hohes Risiko für eine chronische Nierenkrankheit. Fata-
lerweise kommt hinzu, dass Bluthochdruck gleichfalls
häufig unbemerkt bleibt. Die Nieren werden dann über
einen längeren Zeitraum durch fehlende Blutdruckkontrolle geschädigt, bis hin zum Nierenversagen (chronische Niereninsuffizienz). Schließlich ist definitiv auch die
Regulierung des Blutdrucks durch die Nieren nicht mehr
möglich.

Umgekehrt kann Bluthochdruck in erster Linie durch
eine geschädigte Niere verursacht werden, was ebenso
über einen längeren Zeitraum unentdeckt bleiben
kann.

Letztendlich ist es nebensächlich, wie die Ursachen
zusammengespielt haben. Häufig sind zum späten
Zeitpunkt der Diagnose bereits nicht nur an den Nieren,
sondern auch an anderen Organen Folgeschäden einge-

treten. Diese Umstände erfordern umgehend geeignete therapeutische Maßnahmen, um die Entwicklung noch stoppen zu können. Dazu gehört – neben anderen Maßnahmen im Rahmen der sogenannten Sekundärprävention – auch, den Risikofaktor Bluthochdruck wirkungsvoll zu bekämpfen.

Folgeschäden an den Augen

Auf Grund von Bluthochdruck kann es in beiden Augen zu Schädigungen der besonders feinen Arterien und zu einer Netzhautveränderung (hypertensive Retinopathie) kommen. Die Wände der Gefäße verhärten sich, werden brüchig und beginnen, sich zu schlängeln. In den kleinen Netzhautgefäßen bilden sich Aussackungen. Zudem geht Flüssigkeit verloren. Das wiederum führt häufig zu Ablagerungen auf der Netzhaut.

Auch wenn die Augengefäße bei chronischem Bluthochdruck meist sehr früh betroffen und bei einem Besuch beim Augenarzt (am »weit getropften« Auge) unschwer zu erkennen und zu diagnostizieren sind (sogenannter Fundus hypertonicus), bleibt die Problematik häufig lange Zeit verborgen, da die Schädigung von Netzhaut und Sehnerv nur langsam vor sich geht und – wie der Bluthochdruck – zunächst lange Zeit keine spürbaren Symptome verursacht. Die langsam zunehmende Sehschwäche wird oft erst im fortgeschrittenen Stadium erkannt, wenn sie von den Betroffenen im Alltag als hinderlich empfunden wird.

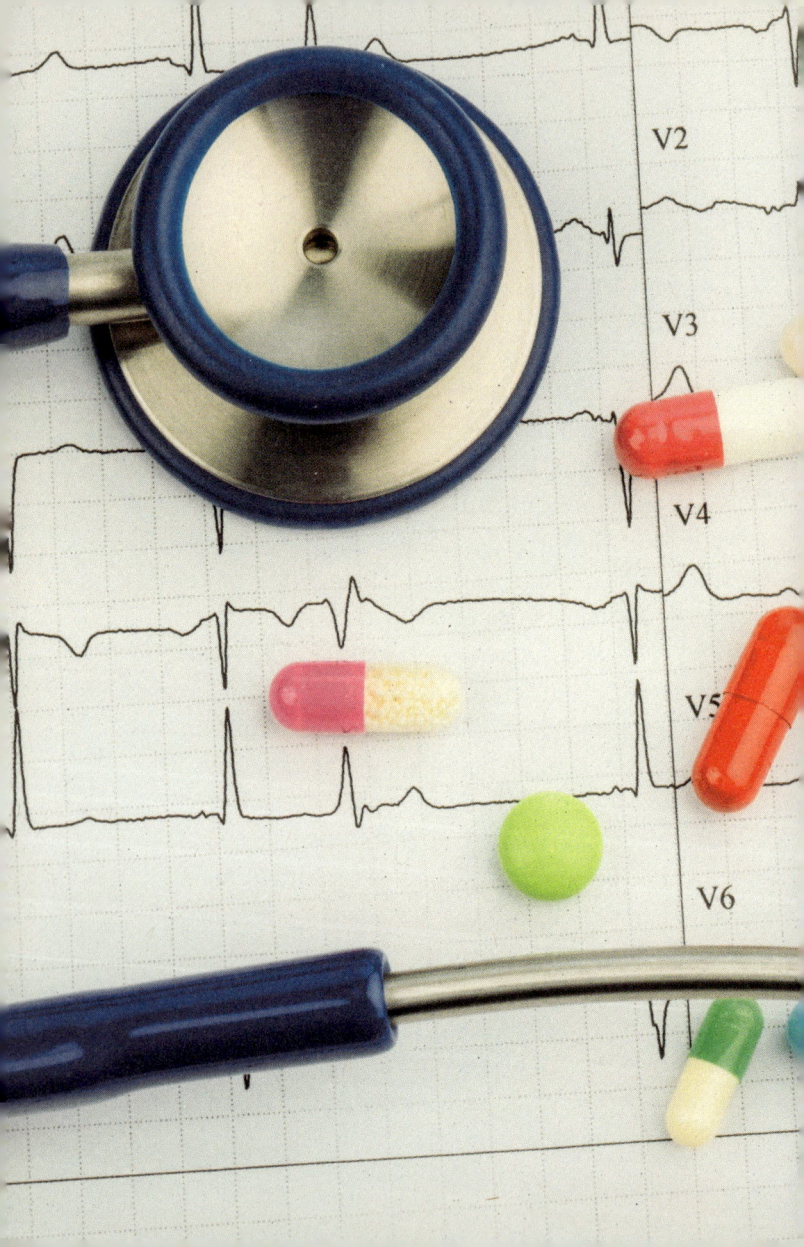

Diagnose und Behandlung von Bluthochdruck

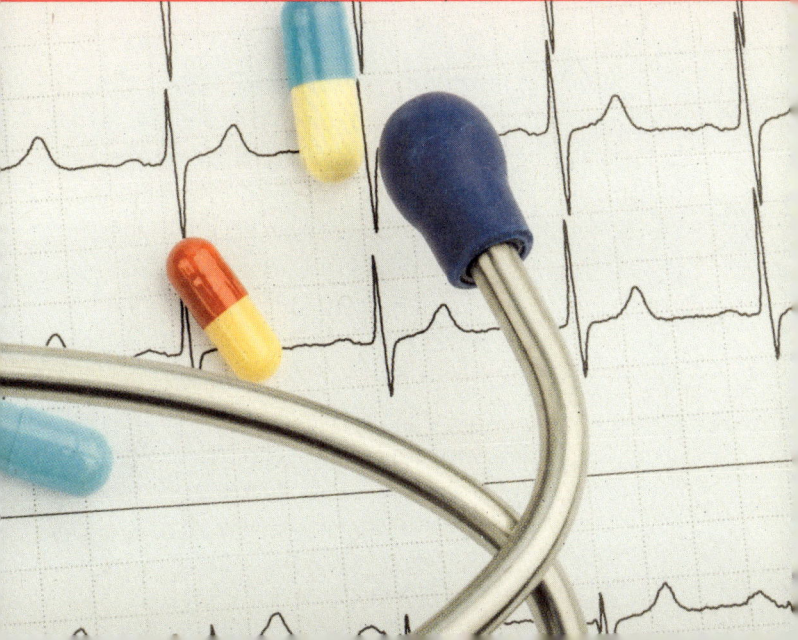

Wie entdeckt man einen »hohen Blutdruck«?

Wie erwähnt, bemerken Betroffene den hohen Blutdruck nicht in jedem Fall, besonders nicht zu Beginn der Erkrankung.

Regelmäßige Kontrolle

Eine regelmäßige und fachgerechte Überprüfung des Blutdrucks ist in erster Linie notwendig, um überhaupt den Verdacht auf das Vorliegen von Bluthochdruck erhärten zu können und dann unerwünschte Folgeschäden durch eine wirkungsvolle Therapie vermeiden zu helfen.

An sich kann der Blutdruck ja mit einer einfachen Messung auch vom medizinischen Laien festgestellt werden. Diese Messung können Sie zu Hause in kürzeren Abständen mit dem eigenen Blutdruckmessgerät durchführen. Sie können Ihren Blutdruck auch in der Apotheke messen lassen. Mindestens einmal jährlich sollte die Messung gezielt und professionell in der Arztpraxis durchgeführt werden. Dort besteht die Möglichkeit, den Blutdruck bei körperlicher Belastung über einen Zeitraum von etwa 20 Minuten zu messen. Normalerweise wird hierbei an beiden Armen gemessen. Gegebenenfalls wird sich der Arzt dazu entscheiden, eine ambulante 24-Stunden-Blutdruckmessung durchzuführen. Dabei wird der

Blutdruck mit einem mobilen Gerät, das Sie mit sich tragen, alle 30 (tagsüber) bzw. 60 Minuten (nachts) mit einer handelsüblichen Manschette gemessen und aufgezeichnet. Häufig kann das Gerät individuell eingestellt werden, sodass es durch die Intervallschaltung beispielsweise tagsüber alle 15 Minuten und nachts alle 30 Minuten den Blutdruck misst – mit der sogenannten »Schlaftaste« kann es nachts auch deaktiviert werden.

Blutdruckmessungen zu Hause

Je öfter Sie Ihren Blutdruck messen, umso aussagekräftiger sind die dabei ermittelten Werte – denn der Blutdruck ist ein höchst lebendiges System, das sich stets den aktuellen Erfordernissen anpasst und daher auch in Ruhe ständigen Schwankungen unterliegt, die zu unterschiedlichen Blutdruckwerten führen. Erst eine Reihe von Messungen ergibt einen guten Überblick über Ihre grundsätzliche Blutdrucksituation.

Mindestens dreimal täglich sollten Sie die Messungen durchführen und für Ihren nächsten Arztbesuch die Werte mit Datum und Uhrzeit sorgfältig dokumentieren. Vor allem dem Morgenwert kommt eine besondere Aussagekraft zu.

Achten Sie darauf, dass die Messungen vergleichbar sind. Das bedeutet, Sie sollten die Messungen immer zum gleichen Zeitpunkt des Tages, am gleichen »nicht-dominanten« Arm (beim Rechtshänder links!) und unter denselben Umständen vornehmen. Außergewöhnliche Vorkommnisse sollten Sie notieren, damit möglicherweise erhöhte Werte vom Arzt genau eingeordnet werden können. Körperliche Belastungen und/oder psychische Probleme führen zu normalen Blutdruckerhöhungen. Gegebenenfalls kann es hilfreich sein, »nach Beruhigung der Lage« noch einmal nachzumessen, um zu prüfen, ob oder wie schnell sich der Blutdruck wieder normalisiert hat.

Messung an Oberarm oder Handgelenk

Für beide Messarten gibt es heute ein großes Angebot an brauchbaren Geräten mit sinnvollen Funktionen – in Apotheken, im Fachhandel und im Internet.

Nach wie vor gilt die Messung am Oberarm als zuverlässiger, obwohl Vergleichsmessungen zwischen guten Geräten mit der Messung am Oberarm und solche mit der Messung am Handgelenk gelegentlich vergleichbare Werte anzeigen.

Die Praxis offenbart, dass es bei der Handhabung der Geräte große Unterschiede gibt, die für eine genaue Messung bedeutsam sind. Zwar wird das Anlegen der Manschette am Oberarm oder des Geräts am Handgelenk häufig als unkompliziert empfunden, doch gibt es von Gerät zu Gerät abweichende Anweisungen, in welcher Lage es genau angebracht werden muss. Entscheidend ist die Position und Lage des Armes beim Messen: Dabei geht es zum einen um die möglichst entspannte, ruhige Lage des ganzen Armes, weil sonst eher »Muskelspannung statt Blutdruck« gemessen wird. Zum anderen ist die richtige Höhenpositionierung des Messgerätes wichtig, weil sonst zusätzlich zur »Quecksilbersäule« (vgl. mmHg, Seite 11 f.) auch noch einige »Millimeter Wassersäule in den Gefäßen« gemessen werden. Dementsprechend muss die Messung am Handgelenk möglichst in Herzhöhe durchgeführt, also das Handgelenk bewusst in die richtige Position gebracht werden. Wird das Gerät für die Messung am Handgelenk nicht korrekt positioniert, kann es zu Fehlmessungen kommen, die eine sinnvolle Blutdruckkontrolle verhindern und im Alltag für ebenso viel Angst wie für unnötige Kontrolluntersuchungen bzw. Diagnostik verantwortlich sind. Zumal diese falsch erhöhten Werte ja meistens Anlass für ängstlich motivierte »Nachmessungen« sind, bei denen der Patient verunsichert und angespannt auf das Display des Messgerätes starrt und dem (dann zumeist schon deshalb erhöhten) nächsten Wert »entgegenfiebert«!

Diese Überlegungen entfallen bei der Messung am Oberarm. Es gibt nur eine Möglichkeit, die Manschette zu befestigen, und auf Herzhöhe ist sie ohnehin; wichtig ist hierbei nur die entspannte Lage des ganzen Armes auf einer ausreichend hohen Unterlage. Dass das korrekte Anlegen der Manschette mit der entgegengesetzten Hand zuweilen Probleme bereitet, kann mit ein wenig Übung behoben werden.

INFO

DIE WAHL DES GERÄTES

Wenn Sie nicht sicher sind, für welches Gerät Sie sich entscheiden sollen, dann nehmen Sie am besten das Serviceangebot einer Apotheke in Anspruch. Dort werden Sie vor dem Kauf gut beraten. Sie können selbst ausprobieren, mit welchem Gerät Sie am besten zurechtkommen. Alle fachlichen Fragen werden kompetent beantwortet und auch die individuelle Anpassung der Manschette kann vorgenommen werden. Ansonsten achten Sie, was die Qualität eines Gerätes betrifft, darauf, dass es »klinisch validiert« ist. Das heißt, seine Zuverlässigkeit und Messgenauigkeit ist in ausführlichen Tests unabhängiger internationaler Organisationen belegt. Zudem prüfen Sie bitte, ob das Gerät das Prüfsiegel der »Deutschen Hochdruckliga e. V.« für Messgenauigkeit trägt. Die neue DIN-Norm EN 1060-Teil 4 regelt die Anforderungen an nicht-invasive Blutdruckmessgeräte, die denen des Prüfprotokolls der DHL (Deutsche Hochdruckliga) weitgehend ähneln.

Voraussetzungen für die richtige Messung

Für die Messung sollten Sie eine ruhige Umgebung mit angenehmen Temperaturen wählen und eine aufrechte, aber entspannte Sitzhaltung vor einem von der Höhe her geeigneten Tisch einnehmen. Die Füße stehen nebeneinander und werden nicht übereinandergeschlagen, weil ansonsten die Oberschenkelmuskeln angespannt sind und es damit zu höheren Blutdruckwerten kommen kann.

- Bei der **Messung am Oberarm** legen Sie die Manschette so an, dass sich der aufblasbare Teil an der Innenseite des Oberarms befindet. Eine eindeutige Markierung erleichtert die richtige Positionierung der Manschette, das Kabel zum Gerät zeigt genau in die Mitte der Ellenbeuge. Ziehen Sie die Manschette nicht zu straff zusammen – es sollte bequem noch ein Finger zwischen Haut und verschlossene Manschette passen. Pressen Sie beim Zusammenziehen der Manschette das Kinn kräftig auf die Manschette, sodass sie sich dabei nicht auf dem Oberarm verschieben kann. Der untere Rand der Manschette sollte etwa ein bis zwei Zentimeter von der Ellenbeuge entfernt sein.

- Der Unterarm wird flach mit der Innenfläche der Hand nach oben auf den Tisch gelegt. Das Gerät steht auf dem Tisch, das Kabel liegt frei und locker ohne Knick zwischen Arm und Gerät. Auch in der Bedienungsanleitung des Geräts wird die Anpassung ausführlich beschrieben sein.

- Bei der **Messung am Handgelenk** ist das Studium der Bedienungsanleitung besonders wichtig, oder Sie lassen sich in Apotheke oder Fachgeschäft genau einweisen. Denn es gibt eine Vielzahl von Geräten auf dem Markt, die jeweils im Detail eine andere Handhabung notwendig machen.

➤ Im Gegensatz zur Oberarmmessung ist bei der Handgelenksmessung nicht nur die Manschette, sondern das mit ihr verbundene Gerät selbst am Handgelenk anzulegen. Eine Abweichung von wenigen Millimetern nach oben oder unten, die Handhaltung oder die Höhe des Geräts in Bezug zum Herzen sowie die starre, angespannte Haltung des ganzen Armes kann Fehlmessungen verursachen. Bei fast allen Geräten werden die Werte auf der Innenseite des Handgelenks abgelesen, also nicht wie auf einer Armbanduhr.

➤ Blicken Sie bei der Blutdruckmessung nicht auf das Display, damit Sie nicht noch zusätzlich von den dort ablaufenden Messzahlen negativ beeinflusst werden können, etwa »weil es schon wieder so hoch anzeigt oder sich aufbläst«.

➤ Lesen Sie auch hinsichtlich der verschiedenen anderen Funktionen Ihres Geräts die Bedienungsanleitung genau durch. Solche Funktionen könnten beispielsweise sein: Manschette mit »Anlege-Intelligenz« für korrekten Sitz und genauere Messergebnisse, LED-Ampelanzeige zum einfachen (optischen) Ablesen des Blutdrucks, Erkennung der sogenannten Morgenhypertonie (hoher Blutdruck in den Morgenstunden bis zum frühen Vormittag), individuell abgestimmtes Aufpumpen, Erkennen von (störenden) Körperbewegungen während der Messung, Feststellen von unregelmäßigen Herzschlägen (Arrhythmie, Extrasystolen), die die Messung beeinflussen, oder eine LED-Manschettensitzkontrolle.

TIPP

Vergessen Sie nicht, Datum und Uhrzeit genau einzustellen, denn viele Geräte haben eine automatische Memory-Funktion, mit der Messungen automatisch aufgezeichnet und später, z. B. beim Arztbesuch, wieder abgerufen werden können. Für diese Funktion ist die Anordnung nach Datum und Zeit notwendig.

Angezeigt werden in der Regel vor allem drei Werte: oben der systolische Blutdruckwert, in der Mitte der diastolische Wert und darunter der Puls (also die Herzfrequenz). Daneben kommen meistens noch zahlreiche Anzeigen hinzu, die die verschiedenen Zusatzfunktionen des Geräts anzeigen.

Sollten Sie Probleme bei der Handhabung Ihres Geräts haben, dann wird Ihnen die Apotheke bzw. das Fachgeschäft, wo Sie es gekauft haben, gern Hilfestellung leisten. Dies ist ein klarer Vorteil gegenüber dem meist etwas billigeren, aber eben anonymen Kauf im Internet.

Häufige Fehler bei der Blutdruckmessung zu Hause

➤ Es wird – vor allem bei »beängstigenden« oder auch nur subjektiv zu hohen Werten – eine sofortige Wiederholungsmessung durchgeführt, ohne zuvor die vorgeschriebenen mindestens ein bis zwei Minuten Pause zur vorherigen Messung eingehalten zu haben.

TIPP

Das ist Ihnen alles zu kompliziert? Dann lassen Sie Ihren Blutdruck regelmäßig bei Ihrem Hausarzt oder in der Apotheke messen. Sie sollten sich nicht »in einen Herzinfarkt hineinmessen«, sondern im Zweifel lieber freundlich in der gut organisierten Hausarztpraxis fragen, ob Ihnen die »Arzthelferin« bitte mal kurz den Blutdruck messen würde, nachdem Sie sich einen Moment im Wartezimmer ausgeruht haben. Dafür brauchen Sie in der Regel nicht einmal einen Termin.

- Die Messung wird in hektischer Atmosphäre durchgeführt, statt dafür ein ruhiges Plätzchen zu suchen und den geeigneten Moment abzuwarten.
- Am Messplatz ist es zu heiß oder zu kalt – auch Zugluft kann zu falschen Ergebnissen führen.
- Die Sitzhaltung ist nicht geeignet: also keine Lehne für eine entspannte Haltung, die Beine sind übereinandergeschlagen, die Knie stark angewinkelt oder der Arm liegt nicht bequem und muskulär entspannt auf dem Tisch auf.
- Die Manschette ist zu schmal oder zu breit im Verhältnis zum Oberarm! Eine zu schmale Manschette ergibt zu hohe Werte – und umgekehrt!
- Die Manschette ist zu straff oder aber zu locker angelegt. Die Regel, dass man zwischen Arm und Manschette noch bequem einen Finger schieben können sollte, wird

nicht befolgt. Ein zu lockerer Sitz ergibt zu hohe Werte – und umgekehrt!

► Bei der Handgelenksmessung wird die Messung nicht auf Herzhöhe durchgeführt. Liegt das Handgelenk unterhalb der Herzhöhe statt auf dem Tisch, so sind die ermittelten Werte zu hoch, oberhalb sind sie zu niedrig.

► Sie messen mit der Manschette auf der Kleidung, oder Sie schieben den Ärmel so weit nach oben, dass er die Blutzirkulation behindert. Beides ergibt falsche Blutdruckwerte.

► Sie leiden an Herzrhythmusstörungen, und Ihr Blutdruckmessgerät ist hierfür ungeeignet.

EINFLUSSNEHMENDE FAKTOREN

INFO

Die Beinstellung während der Messung, das Temperaturempfinden, Koffein, Nikotin, der Stresspegel oder angsteinflößende Situationen (Angst vor der Praxis, vor dem Arzt, vor der Messung an sich) nehmen Einfluss auf die Ergebnisse der jeweiligen Messung. So beschrieb die Zeitschrift »Der Hausarzt« (15/09) beispielsweise eine Erhöhung des systolischen Wertes bei Stuhl- oder Harndrang um + 27 mmHg oder bei gleichzeitigem Sprechen um + 17 mmHg. Sie sollten also dringend darauf achten, die richtige Haltung einzunehmen und störende Faktoren weitestgehend auszuschließen, bevor Sie Ihren Blutdruck messen.

Der Blutdruck-Pass

Der Blutdruck-Pass hilft Ihnen dabei, Ihre Messungen, die Sie im Idealfall dreimal täglich vornehmen sollten, übersichtlich zu dokumentieren. Das ist für Sie selbst ein hilfreiches Kontrollinstrument, dient aber auch Ihrem Arzt dazu, einen schnellen Überblick über Ihre Blutdrucksituation zu bekommen. Den Blutdruck-Pass gibt es in gebundener Papierform, wie beispielsweise von der »Deutschen Hochdruckliga«. Aber auch als PDF-Dokument, das Sie selbst ausdrucken können, ist er von vielen Anbietern im Internet zu bekommen.

Es stehen zudem digitale »Blutdruck-Pässe« zur Verfügung, die nicht in Papierform, sondern auf einer Smartphone-App bzw. auf dem Bildschirm von Tablet, Notebook oder PC von Ihnen nach der Blutdruckmessung eingegeben, vom Programm ausgewertet und in einer übersichtlichen Grafik auf dem Bildschirm ausgegeben werden. Die Daten für die Vorlage beim Arzt können ausgedruckt werden.

Sowohl im Blutdruck-Pass in Papierform als auch in der App können oft zahlreiche weitere Daten (wie Nikotin- oder Alkoholkonsum, Stress, bestimmte Medikamente, besondere Vorkommnisse) eingetragen werden, die für eine aussagekräftige Dokumentation des Krankheitsverlaufs sinnvoll sind.

Selbstverständlich können Sie die gesamte Dokumentation auch auf einem Zettel in einer selbst gemachten einfachen Tabelle oder als Aufstellung ohne Blutdruck-Pass vornehmen und dem Arzt vorlegen.

Blutdruckmessung in der Arztpraxis

Auch in der Arztpraxis wird zunächst einfach nur der Blutdruck gemessen. Dort erfolgt die Messung meist mithilfe einer manuell aufblasbaren Manschette am Oberarm. Durch das Aufpumpen der Manschette staut sich zunächst das Blut im Oberarm, bis kein Blut mehr durch die zusammengedrückten Gefäße hindurchkommt und an der Hand kein Puls mehr tastbar ist. Anschließend wird die Luft wieder abgelassen, wodurch sich der Druck auf die Arterie vermindert. Das Herz presst wieder Blut in das Gefäß unter der Manschette. Zusätzlich kommt nun ein Stethoskop zum Einsatz, mit dem die Strömungsge-räusche an der Arterie im Ellenbogen abgehört werden. Das erste hörbare Geräusch wird durch Zusammenzie-hen des Herzens beim Pumpen erzeugt und gibt den systolischen Blutdruckwert an. Sobald das Geräusch nicht mehr zu hören ist, weil das Blut wieder ungehindert fließen kann, wird der diastolische Wert abgelesen.
Wie bereits erwähnt, ist es ratsam, den Blutdruck nicht gleich nach der Ankunft in der Praxis zu messen, sondern eine fünf bis zehn Minuten andauernde Beruhigungs-pause einzulegen. So kann der »Weißkittelhypertonie« (siehe Seite 24) entgegengewirkt werden, die den Blut-druck in die Höhe treiben kann. An dieser Stelle ist die Vorlage eines Blutdruck-Passes bzw. einer selbst ange-

fertigten Dokumentation sinnvoll, die dem Arzt einen Überblick über die zu Hause in Ruhe gemessenen Werte gibt.

Messung unter körperlicher Belastung

Für die weiterführende Diagnostik von erhöhten Blutdruck-Einzelwerten kann auch ein sogenanntes Belastungs-EKG sinnvoll sein. Diese Methode der kontinuierlich steigenden Belastung für den Organismus des Patienten auf einem Fahrrad-Ergometer (»Hometrainer«) unter gleichzeitiger EKG-Kontrolle wird vor allem angewendet, um eine bereits vorhandene koronare Herzkrankheit zu erfassen. Die Messung lässt auch Aussagen zum allgemeinen Verhalten des Herzens unter Belastung zu, etwa ob und wie schnell der Blutdruck unter Belastung steigt und wie schnell er sich vor allem anschließend wieder normalisiert.

So dient das EKG (Elektrokardiogramm) speziell der Herzdiagnostik. Da aber beim Belastungs-EKG Blutdruck und Puls ständiger Überwachung unterliegen, werden auch diese beiden Faktoren aufgezeichnet. Der Arzt achtet bei der Untersuchung insbesondere auf die Spitzenwerte, die der Blutdruck im Laufe der sich ständig steigernden Belastung erreicht (Belastungshypertonie). Dazu wird das EKG-Gerät mit einem Blutdruckmessgerät kombiniert.

Zum Belastungs-EKG gehört ein anfängliches Ruhe-EKG. Es wird durchgeführt, um Vergleichswerte zu bekommen und auszuschließen, dass der Patient für ein Belastungs-EKG nicht geeignet ist. Der Arzt hört den Oberkörper des Patienten mit dem Stethoskop ab und misst Puls und Blutdruck. Sollte der Patient bei dieser Untersuchung schon einen Blutdruck von 220/100 mmHg erreichen, muss das Belastungs-EKG unterbleiben!

Nach dem Ruhe-EKG wird der Patient auf das Ergometer gebeten, das in der Regel ein Fahrrad-Ergometer ist – manchmal wird auch ein Laufband verwendet. An bestimmten Stellen des Oberkörpers und der Extremitäten werden Messelektroden angebracht, die die Veränderungen der Herzströme an das EKG-Gerät übermitteln. Sie werden als sogenannte Herzstromkurve aufgezeichnet und grafisch dargestellt.

Die Belastung wird nun schrittweise erhöht, bis die vorher vom Arzt festgelegte maximale Herzfrequenz erreicht ist. Sie errechnet sich je nach Alter und Leistungsfähigkeit des Patienten nach unterschiedlichen Formeln. Begonnen wird in der Regel mit einer Belastung von 25 Watt, was einer geringen Belastung wie bei normalem bis zügigem Gehen entspricht. Nach jeweils zwei Minuten wird die Belastung um 25 Watt angehoben, indem der Tretwiderstand erhöht wird. Sind 75 bis 100 Watt nach etwa vier Minuten erreicht, entspricht dies langsamem Radfahren oder Schwimmen, die Stufe von 125 bis 150 wird nach acht Minuten Belastung wie bei schnellem Radfahren oder Joggen erreicht. Ist der Patient dazu körperlich in der Lage, kommt es nach 12 Minuten

MESSUNGEN BEIM EKG

INFO

Neben der Herzstromkurve werden von einem modernen EKG-Gerät oft noch andere relevante Daten ermittelt: maximale Fettverbrennungsrate, Herzfrequenz-Trainingsbereiche oder die sogenannte anaerobe Schwelle.

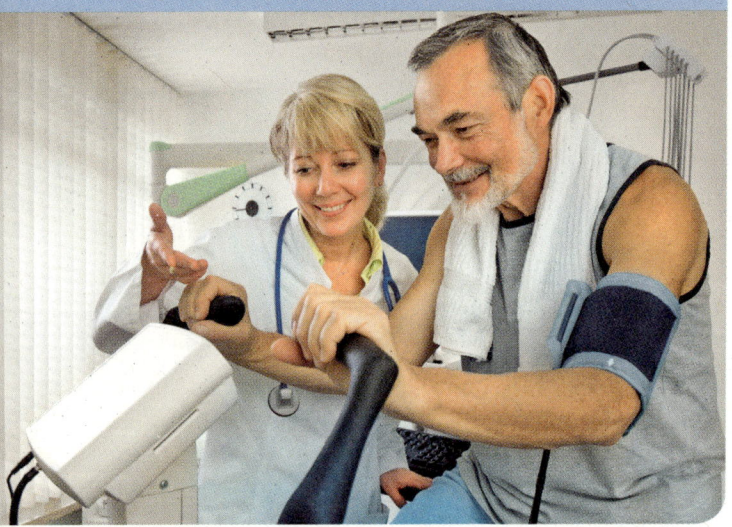

zu einer Belastung von 150 Watt – das entspricht einer extremen sportlichen Leistung.

Der Blutdruck, gemessen alle zwei Minuten bei Einleitung der nächsten Phase, steigt normalerweise in dem Maße an, wie die Belastung fortlaufend erhöht wird. So ist selbst für Menschen mit normalem Blutdruck ein

Anstieg bis auf beispielsweise 208/79 mmHg bei einem Puls von 152 und einer Leistung von 150 Watt durchaus als normal zu bezeichnen.

Interessant für den Bluthochdruck-Patienten ist natürlich, wie hoch sein Blutdruck von der ja ohnehin hohen Ausgangslage aus ansteigt. Mit einem Belastungs-EKG kann das auf einfache, den Patienten nicht überfordernde Weise erfolgen, und das Ausmaß einer Belastungshypertonie lässt sich damit beurteilen. Zusätzlich wird damit auch ein erster Rückschluss darauf ermöglicht, welchen Belastungen der Patient im Alltag allein schon wegen seines hohen Blutdrucks maximal ausgesetzt ist.

Wenn die Blutdruckwerte eines Patienten während des Belastungs-EKGs einen auffälligen Verlauf zeigen, muss das EKG sofort abgebrochen werden. Dies geschieht nicht nur, wenn der Blutdruck stark ansteigt, sondern auch, wenn der Blutdruck trotz der erhöhten Belastung gar nicht steigt oder gar stark abfällt.

Weitere sogenannte Abbruchkriterien sind Atemnot, Blässe, Schwindel, Brustschmerzen oder Herzrhythmusstörungen. Deshalb muss während des Belastungs-EKGs immer medizinisches Personal anwesend sein, das den Patienten im Auge behält.

Langzeitmessung unter Alltagsbedingungen

Zur endgültigen Diagnosestellung ordnet der Arzt dann meist noch eine 24-Stunden-Blutdruckmessung unter

Alltagsbedingungen mithilfe eines tragbaren Geräts
an, das automatisch in bestimmten Zeitabständen
eine Blutdruckmessung über eine Oberarmmanschette
durchführt. Damit lässt sich dann ein aussagekräftiges
Tag/Nacht-Profil der Blutdruckwerte mit allen Spitzen-
werten ermitteln.

Um diese Blutdruckspitzen für den Arzt nachvollzieh-
bar machen zu können, sollten Sie in einem Aktivi-
tätsprotokoll alle besonderen Vorgänge an diesem Tag
aufschreiben, damit im besten Fall Blutdruckspitzen und
besondere Ereignisse zusammenpassen. Auch wenn das
etwas mühsam erscheint und die Aktivität des Messgerätes in der Nacht störend sein kann, sollten Sie diese
24 Stunden durchstehen. Die 24-Stunden-Blutdruck-
messung kann für Ihre Gesundheit wichtig sein, weil es
sich nicht nur um eine einfache, sondern zugleich um
die sicherste Methode handelt, um abzuklären, ob Sie zu
den mehr als 20 Millionen Hypertonikern in Deutschland
gehören.

Bei der Analyse der aufgezeichneten Werte geht es dann
am PC des Arztes nicht nur um Mittelwerte und Spitzenwerte von Systole und Diastole, sondern auch darum,
wie sich gleichzeitig mit dem Blutdruck die Herzfrequenz darstellt, und vor allem, ob der Blutdruck nachts
typischerweise absinkt, um am frühen Morgen langsam
wieder anzusteigen (die sogenannte »wannenförmige
Nachtsenke« als Ausdruck der nächtlichen Parasympa-
thikus-Aktivität).

Wie wird Bluthochdruck behandelt?

Sobald krankhafter Bluthochdruck einmal erkannt und von medizinischer Seite bestätigt wurde, kann er im Prinzip gut ärztlich behandelt werden. Allerdings stellt sich die Frage, wie das Ziel dieser Behandlung definiert wird. Auch wenn es inzwischen für viele Krankheiten sogenannte Leitlinien von zuständigen Fachgesellschaften gibt, kann die Behandlung der Hypertonie nicht nach einem allgemein gültigen Standard für alle Patients erfolgen. Sie muss individuell auf den einzelnen Patienten abgestimmt werden. Natürlich ist es sinnvoll, den Blutdruck so weit abzusenken, dass er zukünftig in der Regel keine gesundheitlichen Probleme mehr verursachen wird. Dieses Ziel aber kann bei dem einen der optimale Grenzwert von 120/80 mmHg sein, bei einem anderen sind aber schon 140/90 mmHg ein starker Schritt in die richtige Richtung.

Aktuelle Zielwerte der Behandlung

Der wirksamste Schutz vor Gefäß- und Organerkrankungen ist die dauerhafte Senkung eines erhöhten Blutdrucks. Hierfür haben die europäischen Fachgesellschaften in ihren Leitlinien zur Blutdrucktherapie Grenzwerte sowohl für den oberen (systolischen) als auch für den unteren (diastolischen) Wert festgelegt.

Seit 2013 gelten Werte unter 140/90 mmHg als Zielblutdruck – und zwar sowohl für Patienten mit einem geringen wie auch mit einem höheren Risiko für eine Herz-Kreislauf-Erkrankung. Damit wurden die Vorgängerleitlinien relativiert, die für Hochrisikopatienten generell eine Senkung der Werte auf 130/80 mmHg und niedriger als erklärtes Therapieziel vorsahen. Zudem ziehen Werte von 130 bis 139 mmHg systolisch nicht notwendigerweise eine medikamentöse Behandlung nach sich. Vielmehr soll zunächst versucht werden, den Blutdruck durch eine gesündere Lebensweise zu senken.

BLUTDRUCKWERTE IM ÜBERBLICK

INFO

	systolisch	diastolisch
Optimal	unter 120	unter 80
Normal	unter 130	unter 85
Hochnormal	130–139	85–89
Milder Bluthochdruck	140–159	90–99
Mittelschwerer Bluthochdruck	160–179	100–109
Schwerer Bluthochdruck	über 180	über 110

Für die Diagnose »Bluthochdruck« müssen nicht beide Grenzwerte überschritten sein. Auch wenn nur einer der beiden Werte erhöht ist, liegt Bluthochdruck vor.

Der Blick auf den gesamten Menschen

Gleichwohl ist es trotz definierter Grenzwerte erforderlich, bei der Entscheidung für eine Bluthochdruck-Thera-
pie immer auch das individuelle Gesamtrisiko jedes
Patienten im Blick zu behalten: Nicht nur die Blutdruckwerte selbst sollten berücksichtigt werden, sondern auch
alle weiteren Faktoren, die einer Herz-Kreislauf-Erkrankung Vorschub leisten. So gesehen gibt es nicht »die
eine« für alle gültige Behandlungsstrategie. Die jeweilige
Therapie-Entscheidung muss stets individuell zutreffend
sein.

Sehr hilfreich dabei ist das vor allem von vielen Hausärzten angewendete »ARRIBA-Programm« (A = Aufgabe gemeinsam definieren, R = Risiko subjektiv aus der
Sicht des Patienten bewerten, R = Risiko objektiv bewerten, I = Informationen über Präventionsmöglichkeiten
geben, B = Bewertung der Präventionsmöglichkeiten
vornehmen, A = Absprache über weiteres Vorgehen),
mit dem sie auf dem Computer das individuelle Risiko
des Patienten für Herzinfarkt und Schlaganfall berech-
nen und das weitere Vorgehen mit den Patienten bespre-
chen können. Diese vom Programm erstellten »arriba-
Bögen« sind äußerst übersichtlich und gut validiert. Vor
allem veranschaulichen sie die Wertigkeit der einzelnen
Risikofaktoren sehr gut und ordnen den Blutdruck als
einen von mehreren Faktoren ein. Auch der Alterungs-
prozess an sich hat bereits großen Einfluss auf das individuelle Herz-Kreislauf-Risiko.

Blutdrucksenkung durch den Arzt

Je mehr Risikofaktoren für eine Herz-Kreislauf-Erkrankung vorliegen, desto weniger ausgeprägt sollte der »Risikofaktor Blutdruck« sein. Deshalb muss der Blutdruck konsequent und dauerhaft auf passende Werte gesenkt werden, die Ihr Arzt individuell mit Ihnen vereinbart, z. B. mit dem »arriba-Bogen« (siehe Seite 69).

Blutdrucksenkung durch Medikamente

Insbesondere bei dauerhaften Blutdruckwerten von deutlich über 140/90 mmHg und bei hohem Risiko durch weitere (oben genannte) Risikofaktoren kann es sein, dass Ihnen Ihr Arzt Medikamente zur Blutdrucksenkung vorschlagen wird. Dabei wird er in der Regel behutsam vorgehen – nicht zuletzt, um eventuelle Nebenwirkungen möglichst gering zu halten. So wird die Dosis in den meisten Fällen erst einmal langsam angehoben. Auch wenn dies bedeutet, dass es einige Wochen und sogar Monate dauern kann, bis der Zielwert konstant erreicht wird.

Heute übliche Wirkstoffe für die effektive Blutdrucksenkung

Es gibt heute zahlreiche Medikamente, mit denen Ihr Arzt Ihren Bluthochdruck behandeln kann. Sie sind unterschiedlich in ihrem Wirkungsmechanismus, aber mit allen wird folgendes Ziel verfolgt: Das Herz soll weniger Druck aufwenden müssen, um das Blut durch den Körper zu pumpen. Naturgemäß sind mit einer blutdrucksenkenden Wirkung auch Nebenwirkungen verbunden. Es gibt jedoch Nebenwirkungen von Medikamenten, die unter Umständen direkt vom spezifischen Wirkmechanismus abhängig sind und die am besten beim Arzt erfragt werden oder im Beipackzettel nachzulesen sind:

► Diuretika (»Wassertabletten«) sind entwässernde Medikamente, die zur verbesserten Flüssigkeitsausscheidung eingesetzt werden. Sie sind im Volksmund als »Wassertabletten« bekannt und werden oft als lästig bewertet, weil die Patienten nach der Einnahme morgens eben oft zur Toilette laufen müssen, bis die Wirkung nachlässt. Diuretika wirken an den Nieren so, dass vermehrt Wasser und Salze ausgeschieden werden. Das bedeutet, dass das Blutvolumen sinkt und der Blutdruck abfällt.

► Betablocker (eigentlich: Beta-Adreno-Rezeptoren-Blocker) sind eine weitere sehr bekannte Medikamentengruppe, die ebenfalls über (Adrenalin-bindende) Rezeptoren wirksam ist. Sie gehören zu den Blutdruckmedikamenten erster Wahl, auch wenn inzwischen empfohlen wird, sie vor allem in Kombination mit anderen blutdrucksenkenden Mitteln einzusetzen. Ihre Wirkung ist aber unbestritten. Durch eine Ökonomisierung der Herzleistung wird auch eine zuverlässige Blutdrucksenkung erreicht. Trotzdem spielt die individuelle Konstitution des Patienten eine große Rolle, weil Betablocker zwar neben der Blutdrucksenkung auch bei koronarer Herzkrankheit (KHK) und bei Herzinsuffizienz günstige Wirkungen vermitteln, sich aber z. B. auf das Gewicht und den Fett- und Zuckerstoffwechsel nachteilig auswirken können.

➤ Kalziumantagonisten (Kalziumkanalblocker) verringern den Einstrom von Kalziumionen ins Innere der Gefäßmuskelzelle. Dadurch wird die Gefäßmuskulatur der Arterien entspannt, die Gefäße erweitern sich und der Blutdruck fällt. Moderne Kalziumantagonisten erleben allein und kombiniert mit anderen Medikamenten gerade wieder eine Renaissance.

➤ ACE-Hemmer greifen in die hormonelle Regulation des Blutdrucks über das Renin-Angiotensin-Aldosteron-System ein. Sie blockieren das Enzym ACE (Angiotensin-Converting-Enzym), das für die Bildung von Angiotensin II verantwortlich ist. Angiotensin II ist ein Hormon, das eine Kontraktion der Gefäße verursacht und das sympathische Nervensystem aktiviert, sodass der Blutdruck ansteigt. Wenn man dieses Enzym nun medikamentös hemmt, kommt es entsprechend zu einer Blutdrucksenkung.

➤ AT_1-Antagonisten (sogenannte »Sartane«, Angiotensin-II-Antagonisten) sind eine Weiterentwicklung der ACE-Hemmer. Sie hemmen die Wirkung von Angiotensin II direkt am Rezeptor und sind damit wirksamer als ACE-Hemmer. Die Gefäße bleiben geweitet, und der

Blutdruck sinkt. Bei vergleichbarer Blutdrucksenkung sind AT_1-Antagonisten besser verträglich als andere Blutdrucksenker und meist auch besser dosierbar.

☛ Clonidin ist eine chemische Verbindung aus der Gruppe der Imidazoline. Es wird als Arzneistoff zur Behandlung der arteriellen Hypertonie nur noch selten eingesetzt, obwohl es gerade auf lange Sicht in der Dauerbehandlung durchaus seine Stärken besitzt; gerne wird es unterstützend während Narkosen und bei Notfällen gegeben, weil es auch gespritzt werden kann.

☛ Nitroglyzerin ist ein schnell wirkender, gefäßerweiternder Wirkstoff aus der Gruppe der organischen Nitrate, der in Form von Kaukapseln oder Sprays vor allem zur Behandlung von Angina-pectoris-Anfällen eingesetzt wird. Durch die gefäßerweiternde Wirkung ist der Wirkstoff auch als Mittel gegen Bluthochdruck geeignet. Er ist insbesondere bei einer Bluthochdruckkrise rasch und zuverlässig wirksam. Dies ist in der Praxis oft eines der Hauptprobleme: So mancher fand sich nach Einnahme schon mit sehr niedrigem Blutdruck auf der Arztliege wieder! Also stets langsam, vorsichtig und im Sitzen einnehmen, wenn es sich nicht um einen Notfall mit Angina pectoris handelt!

Die individuelle Situation entscheidet

Ist einmal klar, dass ein behandlungsbedürftiger Bluthochdruck und ein individuelles Risiko vorliegen, das entschärft werden muss, dann müssen auch blutdrucksenkende Medikamente eingesetzt werden. Dazu ist es notwendig, entsprechend der individuellen Situation des Patienten nach absoluten und relativen Kontraindikationen vor Beginn der Medikamentenauswahl zu fragen. Absolut heißt: Das Mittel darf auf keinen Fall eingesetzt werden. Relativ heißt: Der Arzt hat einen (kleinen) Ermessensspielraum und entscheidet nach individueller Einschätzung des Patienten, ob die Maßnahme voraussichtlich mehr nützt als schadet. Außer der Diagnostik, mit der der Arzt beim Patienten nach Erkrankungen suchen kann, ist der Patient selbst gefordert, den Arzt über die eigene Krankengeschichte zu informieren (Anamnese). Es ist ratsam, die »Erforschung« der Krankengeschichte in Ruhe zu Hause vorzunehmen, die Ergebnisse aufzuschreiben und diese Dokumentation beim nächsten Arztbesuch mitzubringen. Auch alle benutzten Medikamente sind wegen der Abschätzung von Wechselwirkungen bedeutsam, ebenso bekannte unerwünschte Reaktionen auf früher benutzte Medikamente.

Monotherapie und Kombinationstherapie

Die medikamentöse Therapie beginnt in der Regel mit der Monotherapie, also mit nur einem Präparat. Die Wahl der Substanzgruppe richtet sich nach Begleitkrankheiten und Zusatzkriterien sowie nach den vorliegenden Risikofaktoren. Sollte die gewählte Substanz nicht zu den gewünschten Ergebnissen führen, wird eine andere zum

Zuge kommen. Viel zu oft wird aber relativ schnell von der Monotherapie in die Kombinationstherapie gewechselt, wenn die Monotherapie unzureichend wirksam und die Gabe der maximalen Dosis des Monopräparats nicht zu empfehlen ist. Der Arzt wird dann unter Umständen lieber zwei Medikamente niedrig dosiert kombinieren, als eine Substanz sehr hoch zu dosieren. Erweist sich auch die Zweifach-Therapie als unwirksam, wird der Arzt möglicherweise zu einer anderen Zweifach-Kombination wechseln und erst dann die Kombination mit drei Blutdrucksenkern einleiten.

KOMBINATION VON MEDIKAMENTEN

INFO

Empfohlene bzw. nicht zu empfehlende Kombinationen von antihypertensiven Substanzen:
Bevorzugte Kombination: Thiazid-Diuretika + Angiotensinrezeptorblocker (»Sartane«), Thiazid-Diuretika + Kalziumantagonist, Thiazid-Diuretika + ACE-Hemmer, Angiotensinrezeptorblocker + Kalziumantagonist, Kalziumantagonist + ACE-Hemmer
Ansonsten sind alle Kombinationen mit den bisher angesprochenen Substanzen möglich, aber noch weniger gut untersucht.
Nicht zu empfehlende Kombination:
Angiotensinrezeptorblocker + ACE-Hemmer.

Helfen Sie Ihrem Arzt bei der Auswahl!

➤ Sie müssen Ihren Arzt unbedingt über Schwanger-schaft oder Stillzeit informieren. Dies gilt auch dann, wenn Sie erst seit Kurzem schwanger sind. Wenn Sie die Vermutung hegen, dass Sie schwanger sind, dann sollten Sie als medikamentös behandelte Hypertonikerin mög-lichst rasch mit einem Schnelltest für Klarheit sorgen. Dann geht Ihr Weg aber nicht nur zum Frauenarzt, son-dern dringend auch zu dem Arzt, der Ihren Bluthochdruck behandelt, um Ihre Medikation überprüfen und gegebe-nenfalls ändern zu können.

➤ Nehmen Sie Ihre Medikamente regelmäßig wie verordnet ein. Binden Sie die Einnahme bewusst in Ihren Alltag in ein festes Ritual ein. Besuchen Sie Ihren Arzt regelmäßig zur Kontrolle, insbesondere dann, wenn Sie den Eindruck haben, dass Ihre Medikamente nicht das gewünschte Ergebnis erzielen bzw. wenn Sie Nebenwirkungen verspüren. Setzen Sie die Medikamen-te keinesfalls eigenmächtig ab oder verändern Sie Ihre Dosis.

➤ Bei Vorliegen mehrerer Risikofaktoren für das Herz-, Kreislauf- und Gefäßsystem kann es notwendig sein, dass der Arzt die blutdrucksenkenden Medikamente mit solchen »gegen die anderen Risikofaktoren« kombiniert. Auf diese Art und Weise wird versucht, das gesamte Risiko für den Patienten zu verringern und die bereits erwähnten negativen Wechselwirkungen der einzelnen Faktoren zu reduzieren.

INFO

DIE »RENALE DENERVIERUNG«

Erst wenn der Bluthochdruck trotz der Einnahme verschiedenster Wirkstoffe und Wirkstoffkombinationen nicht gesenkt werden konnte – auch nicht durch die Veränderung Ihres Lebensstils –, könnte es sein, dass eine sogenannte »renale Denervierung« vorgeschlagen wird. Hierbei werden, verkürzt gesagt, die Nervenbahnen zur Niere unterbrochen. Als vom Bluthochdruck betroffener Patient sollten Sie auf jeden Fall zusammen mit Ihrem Arzt die weitere Entwicklung solcher modernen minimal-invasiven Methoden zur Blutdrucksenkung im Auge behalten. Denn es könnten neuere Verfahren weiterentwickelt werden, wie das »arteriovenöse Shunt-Verfahren« mit einem kleinen Implantat (»ROS Anastomotic Coupler System«) oder die sogenannte »Barorezeptorstimulation« (BRS), bei der ein »Blutdruckschrittmacher« in die linke Brustseite eingesetzt wird. Ob Sie solche Verfahren dann auch wirklich nutzen wollen, bleibt letztendlich Ihnen überlassen. Bedenken Sie aber, dass die Schlechteste von allen Varianten immer noch die ist, bei der der Bluthochdruck gar nicht behandelt wird bzw. keine der herkömmlichen Therapien im notwendigen Maße anschlägt. Bleiben Sie also auf jeden Fall in Kontakt mit Ihrem Arzt, und diskutieren Sie mit ihm, wenn die Maßnahmen gegen Ihren Bluthochdruck nicht besonders effektiv erscheinen.

Naturheilkunde bei Bluthochdruck

Traditionell sind auch Naturheilverfahren gegen Bluthochdruck als seriöse Alternativen eingesetzt worden. Sie ersetzen jedoch nicht die ärztliche Diagnose und Behandlung – bei Verdacht auf Bluthochdruck ist trotz einer Anwendung solcher Verfahren der Arztbesuch nicht überflüssig.

Es gibt zwar deutlich weniger und auch weniger aufwendige Studien zur Wirksamkeit von Naturheilverfahren bei der Senkung von Bluthochdruck. Dennoch gibt es lange bewährte Methoden und positive Erfahrungen. Sprechen Sie Ihren Arzt einfach an, ob in Ihrem Fall eine ergänzende oder ausschließliche Behandlung mit Naturheilverfahren sinnvoll ist. Bitten Sie ihn, Sie auch über solche Möglichkeiten zu informieren. Setzen Sie Medikamente niemals eigenmächtig ab – auch dann nicht, wenn Sie auf Naturheilmittel umsteigen wollen.

Hydrotherapie

Die Hydrotherapie (Behandlung mit Wasser) zählt zu den Kneipp'schen Anwendungen und umfasst äußere Anwendungen mit Wasser in Form von Waschungen, Bädern, Güssen oder auch Wickeln. Die Hydrotherapie ist eine Form der Reiztherapie, die im Organismus eine Umstimmung erreichen kann. Sie kann mit einfachen

Mitteln zu Hause angewendet werden, beispielsweise mit einem Duschschlauch, von dem der Brausekopf abgeschraubt wurde.

Mit Wasseranwendungen können nachweislich die Blutgefäße positiv beeinflusst, reguliert und trainiert werden. Deren wichtige Rolle bei der Entstehung von Bluthochdruck wurde bereits zuvor erwähnt.

Die Wassertemperatur spielt eine wichtige Rolle: Warmes Wasser entkrampft und entspannt, stellt also die Gefäße weit; kaltes Wasser hingegen regt an und lässt die Gefäße enger werden. Ähnlich wie Güsse wirken auch Bäder auf den Blutdruck sowie auf das gesamte vegetative Nervensystem, das alle unwillkürlichen Kör-

DAS ANSTEIGENDE ARMBAD

INFO

Es ist eine ebenso sanfte wie wirkungsvolle Methode, erhöhten Blutdruck zu senken. Hierfür wird eine Armbadewanne oder ein Waschbecken mit etwa 33 Grad warmem Wasser gefüllt, und beide Arme werden darin gebadet. Langsam wird nun wärmeres Wasser zugeführt, bis die Temperatur innerhalb von 15 bis 20 Minuten auf 39 Grad steigt. Sie können auch die Wirkung von beruhigenden, entspannenden und damit blutdrucksenkenden traditionellen Heilpflanzen nutzen, die im Wasser gelöst und zudem noch inhaliert werden.

perfunktionen wie Herzschlag, Atmung, Blutdruck und Verdauung steuert und stabilisiert. Doch Vorsicht, oft wird die Wirkung der Kneipp'schen Hydrotherapie unterschätzt: Gerade bei Hypertonikern ist eine Gewöhnungsphase an diese spezielle Reiztherapie notwendig. Die langsame Steigerung der Reizintensität ist ganz wichtig, um eine gute Wirkung zu erzielen und keine Nebenwirkungen hervorzurufen.

Biofeedback

Biofeedback ist ein wissenschaftlich fundiertes Verfahren, das sehr gut dazu geeignet ist, um sich vegetative und unwillkürlich ablaufende Reaktionen des Körpers (wie eben z. B. die Blutdruckregulation) bewusst zu machen.

Mit diesem Verfahren werden in der Verhaltenstherapie und Verhaltensmedizin unbewusst ablaufende psychophysiologische Prozesse durch Rückmeldung (Feedback) wahrnehmbar gemacht. Körperliche Signale wie Herzschlag, Blutdruck, Muskelspannung oder Gehirnströme werden verstärkt und als Bild oder Ton zurückgemeldet. So kann ein Mensch mithilfe eines Computers seinen Herzschlag oder seinen Blutdruck bewusst wahrnehmen und lernen, diese Körperfunktionen zu beeinflussen. Deshalb kann für Hypertoniker Biofeedback eine hilfreiche Ergänzung zur medikamentösen Therapie sein und darüber hinaus auch Anhaltspunkte für Änderungen des Lebensstils liefern.

Das Konzept von Biofeedback beruht auf der Beobachtung, dass jede Veränderung der körperlichen Befindlichkeit mit Veränderungen der geistigen und emotionalen Aktivität verbunden ist und umgekehrt. Trainiert ein Mensch beispielsweise mithilfe von Biofeedback langsames Ein- und Ausatmen, verlangsamt sich der Herzschlag, Blutdruck und Muskelspannung sinken. So können Sie gezielt Stressreaktionen des Körpers bewusst beeinflussen.

Üblicherweise werden Biofeedback-Geräte von Ärzten oder Therapeuten eingesetzt. Interessierte lernen dort in mehreren Sitzungen, wie die Geräte zu handhaben und deren Signale zu bewerten sind. Inzwischen gibt es auch Biofeedback-Geräte für den persönlichen Gebrauch zu Hause. Es sind zahlreiche Geräte auf dem Markt, die

Biofeedback-Geräte gibt es auch für den privaten Gebrauch.

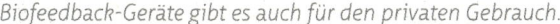

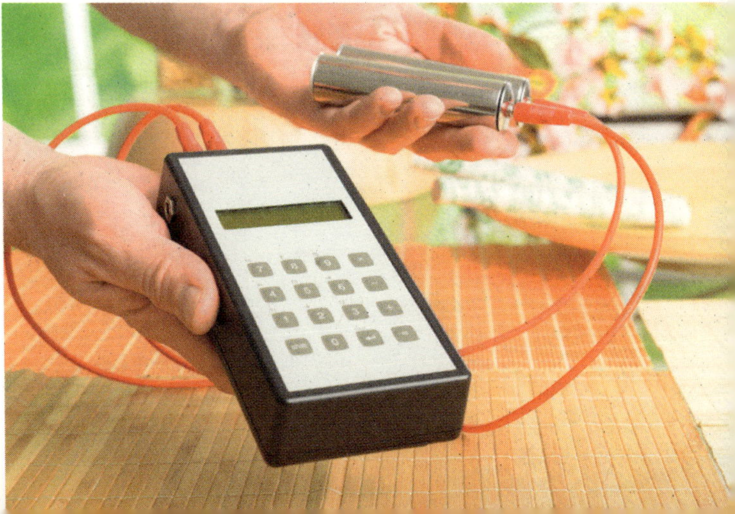

unterschiedliche Körperfunktionen messen, wie Haut-
widerstand, Hauttemperatur, Puls, Blutdruck, Atem-
frequenz oder Herzfrequenz – mit entsprechend sehr
unterschiedlichen Preisen. Dennoch ist es ratsam, die
Handhabung zunächst bei einem Therapeuten oder Arzt
zu erlernen. Dafür sind meist acht bis zehn Sitzungen
erforderlich. Anschließend können die Betroffenen allein
weiterüben.

Traditionelle Chinesische Medizin (TCM)

Um Bluthochdruck mit Verfahren der TCM erfolgreich
zu behandeln, müssen verschiedene Faktoren berücksichtigt werden, die alle darauf beruhen, dass der TCM
ein völlig anderes Krankheits- und Gesundheits-Konzept
zugrunde liegt – eines, das unseren westlichen Vor-

Alternative Medizin kann auch bei Bluthochdruck wirksam sein.

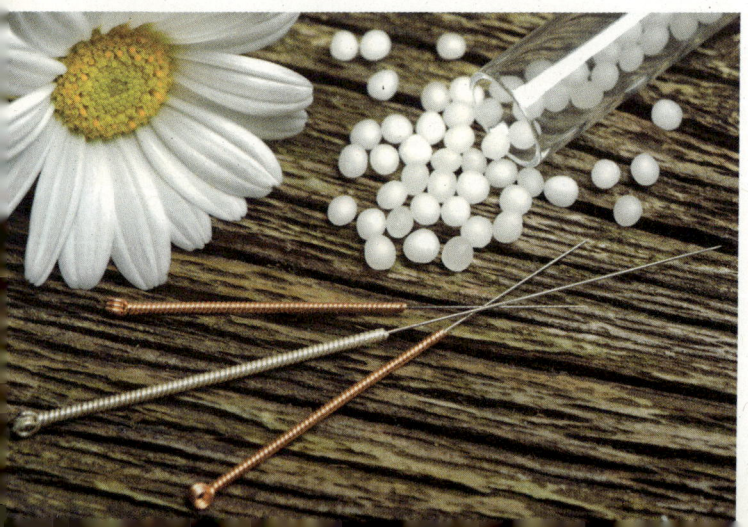

stellungen fremd ist. Dies zeigt sich vor allem in der Art der Anamnese als wichtigster Form der Diagnostik. Doch auch die Therapiemethoden der TCM, die sich ganz logisch aus dieser Art der Diagnostik ergeben, sind für unser abendländisches Krankheitsverständnis oft befremdlich.

Besonders bekannt ist bei uns die Akupunktur, auch wenn sie nur ein kleiner Teil der traditionellen chinesischen Therapiemethoden ist. Akupunktur kann bei Bluthochdruck günstige Ergebnisse erzielen. Dies ist durch verschiedene Studien wissenschaftlich belegt. Bei Testpersonen konnte der Bluthochdruck durch Akupunktur deutlich gesenkt werden.

Bluthochdruck wird in der TCM im ganzheitlichen Sinne verstanden und fordert den Patienten daher ganz bewusst auf, selbst an der Behandlung mitzuwirken. Da Stress ein wesentlicher Faktor bei Bluthochdruck ist, sind im Rahmen einer TCM-Behandlung begleitend zur Akupunktur auch Entspannungsübungen und die Vorbeugung von Stresszuständen mittels Sport oder Meditation besonders hilfreich. Auch eine gesundheitsbewusste Ernährung spielt in der TCM eine wesentliche Rolle.

Homöopathie

Ähnlich wie die TCM hat auch die Homöopathie einen komplett anderen konzeptionellen Ansatz als die Schulmedizin. Deshalb dürfen homöopathische Mittel keinesfalls eigenmächtig, etwa nur auf Grund der Diagnose »Bluthochdruck«, eingenommen werden. Am Anfang sollte das Gespräch mit dem homöopathisch erfahrenen Arzt oder einem spezialisierten Therapeuten stehen.

Der Therapeut wird in der Regel eine sehr gründliche, teilweise etwas ungewöhnlich erscheinende Anamnese durchführen, die Repertorisation genannt wird.

Die Homöopathie behandelt keine Symptome oder Diagnosen, sondern den ganzen Menschen. Bluthochdruck wird als ein Teil einer spezifischen Reaktionsweise verstanden. In der Tat kann eine professionelle homöopathische Behandlung den Bluthochdruck signifikant senken.

Wenn dies gelingt, ist diese Heilmethode als sehr schonende und nebenwirkungsarme Form der Behandlung einzustufen. Doch wie bei jeder anderen Therapie-Methode auch, ist gerade bei Patienten mit gefährlichem Risikoprofil stets der Beweis zu führen, dass der Blutdruck auch wirklich auf mindestens akzeptable Werte sinkt. Sonst vergeht unter Umständen kostbare Lebenszeit ohne adäquate Therapie, während der Bluthochdruck weiter als Risikofaktor wirksam bleibt.

Phytopharmaka

Als Phytopharmaka werden in der Allopathie naturheilkundliche Arzneimittel bezeichnet, die pflanzlichen Ursprungs sind. Phytopharmaka bergen grundsätzlich die gleichen Risiken wie alle Arzneimittel, sind im Vergleich mit den chemisch definierten Wirkstoffen aber in der Regel besser verträglich. Die blutdrucksenkende Wirkung von pflanzlichen Wirkstoffen wie dem bekannten Weißdorn, von Knoblauch oder der Mistel, aber auch von Granatapfelsaft und Schlangenwurz ist in der abendländischen Heiltradition vielfach belegt und klinisch im Grunde unstrittig. Die wissenschaftlichen Belege entsprechen aber meist nicht den gängigen Anforderungen an moderne Studien. Oft fehlt es schon an der gleichmäßigen und vergleichbaren Verarbeitung und Zubereitung der Pflanzen – oder die therapeutische Dosis ist nur schwer zu bestimmen, wie etwa bei dem herzaktiven Fingerhut, der ja bekanntlich hochgiftig ist und dennoch seit Jahrhunderten in der Medizin eingesetzt wird.

Deshalb sollten Blutdruck-Patienten nur vom erfahrenen, naturheilkundlich versierten Arzt behandelt werden, der stets das gesamte Risikoprofil im Blick behält und von einer sicheren Wirkung der Phytopharmaka ausgehen wird. Meist wird ein verantwortungsvoller Naturheilkundler immer seine Grenzen kennen und bei unbefriedigender oder nicht ausreichender Blutdrucksenkung unter »Phytos« auf chemische Mittel zurückgreifen. Auch bei der Anwendung von Phytopharmaka sollten Sie keinesfalls eigenmächtig verordnete Medikamente – auch nicht probeweise – absetzen oder die Dosierung verändern!

Hausmittel gegen Bluthochdruck

Hausmittel werden häufig eingesetzt, um den Gang zum Arzt zunächst zu umgehen. Davon ist aber bei manifestem Bluthochdruck dringend abzuraten! Sind erste Symptome des hohen Blutdrucks offenkundig, ist die Erkrankung meist schon weit fortgeschritten.

Sollten Sie aber mit einem Blutdruckmessgerät leicht erhöhte oder hochnormale Werte gemessen haben, dann können Sie in Eigentherapie durchaus auch bewährte Hausmittel einsetzen, um den Blutdruck leicht abzusenken.

Planen Sie auf jeden Fall in naher Zukunft einen Arztbesuch ein, um die Wirksamkeit des von Ihnen gewählten Hausmittels zu überprüfen und sich komplett

Pfefferminztee wirkt blutdrucksenkend.

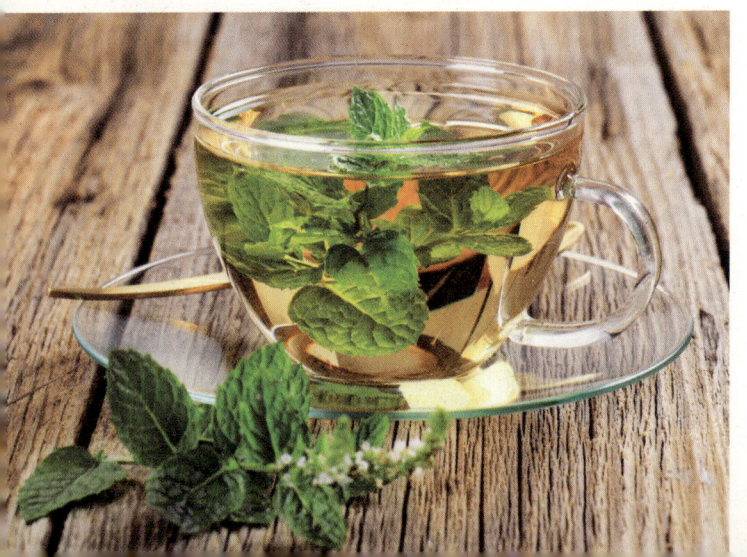

durchchecken zu lassen. Die Anwendung von Hausmitteln kann bei manifestem Bluthochdruck tatsächlich nur ein begleitendes und/oder zusätzliches Mittel sein. Sie sollten dann nicht allzusehr auf deren hilfreiche Wirkung setzen.

Als blutdrucksenkend gilt beispielsweise der Verzehr von Knoblauch. Auch frisch gepresster Ananassaft wird oft empfohlen, weil er eine sehr große Menge an Vitamin C und Antioxidantien enthält, die freie Radikale neutralisieren und dazu beitragen, dass die Gefäße sich nicht übermäßig verengen. Gelegentlich wird der Genuss von Zwiebeln und täglich zwei Tassen Pfefferminztee bei Bluthochdruck empfohlen. In anderen Quellen wird der tägliche Verzehr von vier bis fünf Esslöffeln Bienenhonig als blutdrucksenkend beschrieben. Verarbeitet als Tee oder Sud sind Bärlauch, Chrysanthemenblüten und Liebstöckel bekannte Blutdrucksenker.

Ein weiteres hilfreiches Hausmittel gegen Bluthochdruck soll das sogenannte Kräuterkissen sein. Es gibt sie zu kaufen, oder man stellt sie selbst her. Traditionell werden Lavendelblüten, Johanniskraut und Ringelblumen verwendet, die in einer Menge von 50 bis 150 Gramm getrocknet, fein gehackt und in einen sauberen Kissenbezug von etwa 15 mal 15 Zentimeter gefüllt werden. Die ätherischen Öle dieser Pflanzen wirken in dem als Kopfkissen verwendeten Kräuterkissen stressmindernd, da sie die Sympathikusaktivität verringern, und können somit auch blutdrucksenkend wirksam sein.

Entscheidend: Prävention gegen Folgeerkrankungen

Die wichtigsten Risikofaktoren für erhöhten Blutdruck sind vor allem mangelnde Bewegung, Übergewicht, eine ungesunde und unausgewogene Ernährung, Stressbelastung, Rauchen sowie ein erhöhter Alkoholkonsum. Da diese Lebensstilfaktoren beeinflussbar und damit veränderbar sind, liegt es auf der Hand, dass sich daraus sehr gute Möglichkeiten zur Krankheitsvorbeugung (Prävention) ergeben.

INFO

WAS HILFT WIE GUT?

Die World Heart Federation (WHF) gibt das Ziel vor, mit folgenden Maßnahmen eine Reduzierung des Risikos für Folgeerkrankungen bei Bluthochdruck um mindestens 50 Prozent zu erreichen:

10 % Reduktion über Alkoholverzicht,

10 % Reduktion mit mehr Bewegung,

30 % Reduktion durch geringeren Salzkonsum,

30 % Reduktion über Tabakverzicht und

25 % Reduktion mit optimaler Einstellung des Blutdrucks.

Ein gesunder Lebensstil als Gesamtziel

Wichtigstes und wirksamstes Mittel gegen Bluthochdruck ist ein gesunder Lebensstil. Gelingt es, auf gesundheitsschädliche Gewohnheiten zu verzichten und gesundheitsfördernde Maßnahmen ins tägliche Leben zu integrieren, ist die Chance groß, dass zumindest die Dosis der Medikamente verringert werden kann, dass Phytopharmaka ausreichende Wirkung entfalten oder – abhängig vom Ausgangswert – gar der Sprung in die ungefährliche Zone des Blutdrucks gelingt.

Drei Maßnahmen sind besonders wirksam:
- Vermeidung und Verringerung von Stress,
- eine salzbewusste, ausgewogene Ernährung und
- regelmäßige körperliche Aktivität.

Stressverminderung bzw. -vermeidung im Alltag ist der Schlüssel zur Entschärfung der meisten anderen Risikofaktoren, die Bluthochdruck begünstigen. Psychische Probleme verleiten oft zu vermehrter Aufnahme von Nahrung (mit Übergewicht als logische Folge) sowie zu erhöhtem Alkohol- und Nikotinkonsum (»Frustfressen«, »Frustzigarette«, »Frustsaufen«), was sich logischerweise ebenfalls negativ auf den Blutdruck auswirkt. Deshalb hat das Stressmanagement – der psychische Aspekt der Stressregulation – höchste Priorität oder ist zumindest gleichwertig mit der Umsetzung anderer Therapieziele.

TIPP

Sieben Tipps für Ihre Gesundheit

- *Bauen Sie Stress ab.*
- *Legen Sie mehr Wert auf eine gesunde Ernährung.*
- *Nehmen Sie weniger und bewusster Kochsalz zu sich.*
- *Betreiben Sie regelmäßig Ausdauertraining und/oder moderates Krafttraining.*
- *Reduzieren Sie Ihren Alkoholkonsum.*
- *Versuchen Sie abzunehmen.*
- *Geben Sie das Rauchen auf.*

Etappenziele ansteuern

Diese Empfehlungen für Menschen mit Bluthochdruck sind nicht einzeln zu betrachten, sondern sie sind ineinander verflochten. Es nützt Ihnen wenig, wenn Sie sich das eine oder andere herauspicken, weil es voraussichtlich am wenigsten anstrengend ist, es zu befolgen. Klüger ist es, alle Empfehlungen in ihrer Gesamtheit zu betrachten und sie möglichst gleichzeitig (wenigstens in Teilaspekten) umzusetzen. Sie sollten Ihre Ziele nicht zu hoch ansetzen. Kaum ein Sucht- bzw. Gewohnheitsraucher wird von heute auf morgen mit dem Rauchen aufhören. Genauso gilt das auch für den Alkoholkonsum. Niemand kann in kurzer Zeit viele Kilogramm Körpergewicht abnehmen, auch wenn er sich neuerdings gesund ernährt oder viel Sport betreibt. Setzen Sie sich Etappenziele, die Sie in der vorgegebenen

Zeit auch erreichen können. Damit stärken Sie Ihr Selbstbewusstsein, und der Antrieb, die nächste Etappe anzugehen, fällt leichter. Schon bald wird der Blick auf das Blutdruckmessgerät oder auf die Waage Freude bereiten.

Aber Sie sollten dabei nicht den Blick auf die psychischen Aspekte Ihres Lebens vergessen. Suchen Sie mit dem gleichen Ernst wie bei körperlichen Risiken auch nach psychischen Gründen für den Bluthochdruck. Forschen Sie in Ihrem Leben nach Hochdruckursachen wie Dauerstress, Dauerärger, Dauerbelastung, Dauerfrust ... Befreien Sie sich davon, soweit wie Sie dies für angemessen halten. Tun Sie etwas für Ihre psychische Gesundheit. Positive neue Ziele, die Freude machen, helfen dabei, andere bisherige »Ziele« – wie auch Süchte – zu reduzieren und auf der Beliebtheitsskala »nach hinten rutschen zu lassen«.

INFO

GANZHEITLICHE THERAPIE

In speziellen Kliniken wurden ambulante und stationäre Reha-, Kur- und Behandlungskonzepte entwickelt, die sich mit der Ursache »Chronischer Stress« in Bezug auf Bluthochdruck befassen. In der Regel stehen Änderungen des Lebensstils und ganzheitliche Ansätze auf dem Programm.

Hauptziel: Stress vermeiden

Stress ist in aller Munde, schon unsere Kinder sind heute stark unter Druck und zeigen Symptome erhöhter Sympathikusaktivität. Solche Stressbelastungen beeinträchtigen nicht nur die gefühlte Lebensqualität, sondern wirken unbemerkt und explizit negativ auf den ganzen Menschen ein, so auch auf den Blutdruck. Umso wichtiger sind ausreichende Entspannungs- und Ruhephasen, in denen man abschalten und »auftanken« kann, was den aktivitätshemmenden Parasympathikus fördert. Die Vermeidung von stressfördernden Verhaltensweisen kann dabei helfen, den Stresspegel zu senken und weniger anfällig für neue Belastungen zu werden.

Stress entsteht jedes Mal, wenn Sie einer besonderen Belastung ausgesetzt sind: Sie glauben, dass Ihnen – erst einmal – kein angemessenes Mittel zur Verfügung steht, um die Situation zu bewältigen. Hält die Stressbelastung an oder wiederholt sie sich häufig, können Sie in eine körperliche und psychische Dysbalance geraten. Typische Warnsignale sind beispielsweise Nervosität und Reizbarkeit, das Nachlassen der Konzentrationsfähigkeit oder überzogene Reaktionen bei der Bewältigung alltäglicher Belastungen und Probleme. Doch nicht nur die Psyche, sondern auch der Körper ist dann einem erhöhten Spannungszustand ausgesetzt. Die Folgen sind unter anderem eine fortdauernde Erhöhung des Blutdrucks sowie eine erhöhte

Aktivität des Herzens. Dies kann zur Verschlechterung der Blutdruckwerte führen – und Ihr Herzinfarktrisiko steigt an! Auch chronische Müdigkeit, Schlafstörungen, Muskelverspannungen, Libidoverlust oder Infektanfälligkeit sind häufige Begleiterscheinungen. Und: Menschen, die chronisch gestresst sind, neigen zu vermehrtem Alkohol- und Zigarettenkonsum sowie zu einer gesteigerten Nahrungsaufnahme. So wird die Psyche zum Bindeglied aller anderen Faktoren, die Bluthochdruck erzeugen. Stress unterscheidet nicht zwischen Körper und Seele, er wirkt immer auf den ganzen Menschen.

Bluthochdruck als psychosomatische Erkrankung

Als »krank machenden« Faktor sollten Sie Stress also auf keinen Fall unterschätzen und die sogenannten psychosomatischen Einflüsse als einen wichtigen Faktor für Bluthochdruck ernst nehmen. Deshalb: Ob Probleme im Beruf, Konflikte in der Partnerschaft, Streitereien in der Familie oder auch Ängste und Sorgen, die Ihre Erkrankung in Ihnen auslöst – was auch immer Ihre persönlichen Stressfaktoren sind: Finden Sie sich nicht damit ab, in einer Daueranspannung zu leben! Besinnen Sie sich stattdessen auf Ihre »inneren Ressourcen« und die damit verbundenen Möglichkeiten, den Stress aus eigener Kraft zu bewältigen. Tatsächlich haben Sie es zum großen Teil selbst in der Hand, wie Sie auf ein Ereignis oder auf einen belastenden Zustand reagieren. Deshalb können Sie – so das Ergebnis der Stressforschung – mit einer Änderung Ihrer Wahrnehmung, Erwartung und Einstellung wesentlich dazu beitragen, die Stressbelastung zu verringern oder mit stresserzeugenden Situationen besser umzugehen.

Die wichtigsten Anti-Stress-Strategien im Alltag

➤ Machen Sie sich Ihre aktuellen Probleme bewusst, und überlegen Sie, welchen Anteil Sie selbst daran haben könnten, dass Sie die momentane Situation als besonders »stressig« empfinden. Vielleicht erkennen Sie sogar eine Art wiederkehrendes Muster darin, nach dem Motto: »Das mache ich schon immer so!?« oder »Das passiert mir ständig!«

➤ Manch eine Belastungssituation lässt sich »entschärfen«, wenn Sie den Blickwinkel ändern und versuchen, die Situation neu zu bewerten: Gibt es möglicherweise sogar etwas »Gutes« an der Situation? Welche Lehren können daraus gezogen werden? Vielleicht lässt sich das »Problem« ja auch umdeuten, als »Herausforderung«, die es zu meistern gilt – und die Sie auch meistern werden!

➤ Welche konkreten Lösungsstrategien stehen Ihnen zur Verfügung? Oft ist ein klärendes Gespräch hilfreich. Wo können Sie sich (professionelle) Hilfe holen?

➤ Versuchen Sie, stressverstärkenden Gedanken Einhalt zu gebieten! Besiegen Sie Gefühle der Ohnmacht oder des Ausgeliefertseins, indem Sie nach Wegen suchen,

TIPP

Ein hilfreiches Mittel für ein gutes Zeitmanagement ist die regelmäßige Erstellung eines Tages- oder Wochenplans: Bewerten Sie Ihre Aufgaben zunächst nach Priorität (was ist wirklich wichtig und eilig?), und schreiben Sie diese dann mit dem voraussichtlichen Zeitaufwand in einer Rangliste untereinander auf ein Blatt Papier. Planen Sie auch »Pufferzeiten« und ausreichend lange Pausen mit ein.

Ihre unangenehme Situation aktiv zu bewältigen. Ersetzen Sie negative Glaubenssätze durch positive, so zum Beispiel »Das schaffe ich nicht!« durch »So, wie ich schon vieles in meinem Leben geschafft habe, werde ich auch diese Aufgabe bewältigen!«

➤ Ständige Selbstkritik verunsichert und sorgt für schlechte Stimmung. Besinnen Sie sich stattdessen auf Ihre Stärken – dadurch werden Sie gelassener und selbstbewusster.

➤ Behalten Sie die Kontrolle über Ihre eigene Zeit. Nehmen Sie Ihre privaten Termine – Ihre Hobbys – genauso wichtig wie Ihre geschäftlichen Verpflichtungen. Schaffen Sie sich durch gezieltes Zeitmanagement Freiraum für mehr Erholung und für Vorhaben, die Ihnen Spaß machen.

➤ Vermeiden Sie »Ich-muss-Sätze«. Beginnen Sie den Satz stattdessen mit »Ich werde jetzt ...!« oder »Ich entscheide mich ...!«

► Lernen Sie, Nein zu sagen. Vielleicht neigen Sie dazu, sich eine Aufgabe nach der anderen aufzubürden oder auflasten zu lassen. In diesem Fall hilft nur ein deutliches Nein, wenn Sie das Gefühl haben, dass eine (weitere) Aufgabe einfach zu viel für Sie ist.

► Pflegen Sie Freundschaften. Sozialer Rückhalt ist einer der wichtigsten Faktoren für Gesundheit und Wohlbefinden. Krisen lassen sich am besten mit Unterstützung guter Freunde überwinden.

Zeit für Entspannung

Außer einer Änderung der eigenen Verhaltensweisen ist die zweite wichtige Säule eines guten »Stressmanagements« die Einhaltung von ausreichenden Entspannungs- und Ruhephasen, in denen Sie abschalten und »auftanken« können. Grundsätzlich sind Anspannung und Stress Situationen, die unser Körper kennt und mit denen er umgehen kann. Die Problematik liegt meist in der Dauerbelastung – beim Stress wie beim Blutdruck: Es ist die ständige Überforderung, ohne ausreichend schnelle und nachhaltige Entlastung, die uns im Laufe der Zeit krank macht! Wenn es gelingt, in stressigen Zeiten für ausreichende Erholungsphasen zu sorgen, können besonders problematische Situationen gemeistert werden. Halten die negativen Stressbelastungen an oder wiederholen sie sich häufig, verkürzen sich die Entspannungsphasen. Entfallen sie ganz, dann gerät die vegetative, nicht willentlich beeinflussbare Balance

von Sympathikus und Parasympathikus aus dem Gleichgewicht.

Damit Sie sich ausgeglichener und zufriedener fühlen,
ist es wichtig, das aus dem Lot geratene Gleichgewicht von Anspannung und Entspannung wieder zu
harmonisieren. Wenn es Ihnen schwerfällt, für ausreichende Entspannungs- bzw. Erholungsphasen zu sorgen,
kann das Erlernen einer Entspannungsmethode hilfreich sein. Sie kann bei jeder Belastungssituation
eingesetzt werden – und Sie können dadurch akute
Stresssituation mit mehr Gelassenheit meistern. Am
besten trainieren Sie die Entspannungsmethode Ihrer
Wahl zunächst unter Anleitung eines erfahrenen Lehrers.
Haben Sie sich die Technik zu eigen gemacht, werden Sie
schon bald feststellen, dass die Anspannungszustände

Achten Sie ganz bewusst auf Zeiten der Ruhe.

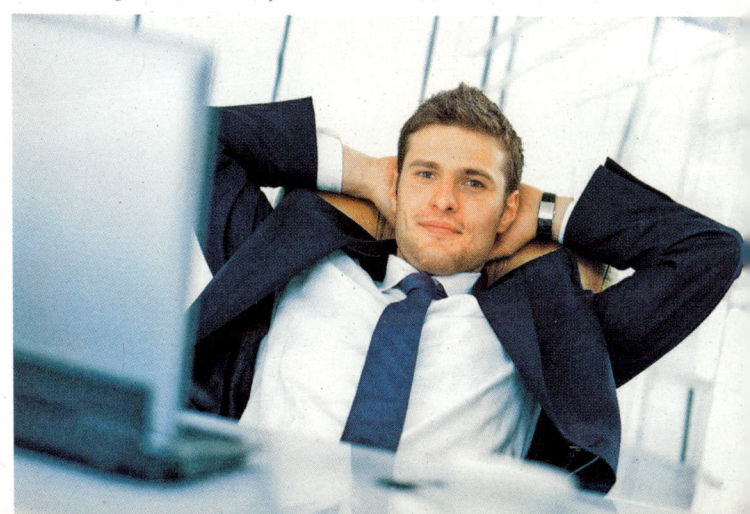

langsam nachlassen und Sie mit Alltagsbelastungen besser umgehen können.

Entspannungstechniken anwenden

Im Folgenden werden einige bewährte Entspannungstechniken vorgestellt, die für Patienten mit Bluthochdruck besonders geeignet sind. Neben den erwähnten gibt es noch andere empfehlenswerte Methoden, mit denen Stress abgebaut werden kann, beispielsweise Qi Gong, Tai Chi, diverse Meditationstechniken oder verschiedene Atemtherapien. Egal für welche Entspannungstechnik Sie sich entscheiden: Wichtig ist, dass Sie Ihre Übungen regelmäßig durchführen, dass Sie sich wohl dabei fühlen und den positiven psychosomatischen Effekt spüren können.

Entspannungstechniken helfen in Zeiten von Stress.

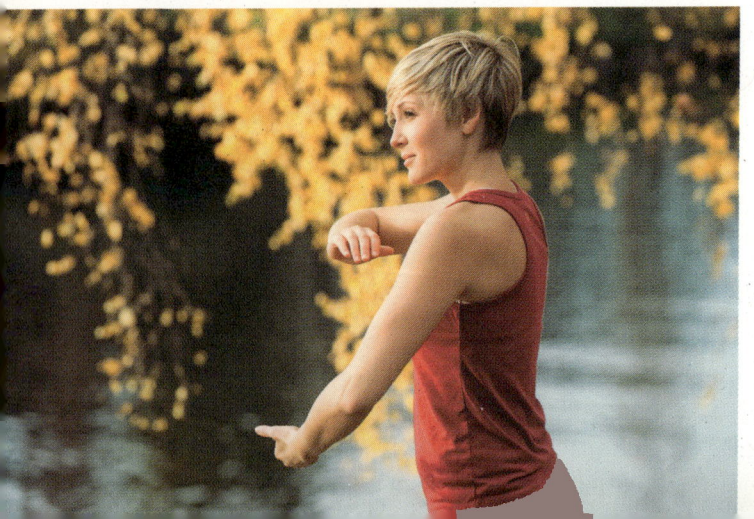

Autogenes Training

Autogenes Training zielt darauf ab, durch die ruhige und konzentrierte Vorstellung von Körperempfindungen einen nachhaltigen Entspannungszustand zu erreichen. Dies geschieht durch Autosuggestion, eine Methode der Selbstbeeinflussung, die durch gedankliche Wiederholung von bestimmten Sprachformeln erfolgt. Die Formeln beziehen sich direkt auf die einzelnen Körperfunktionen und -empfindungen (z. B. Wärme oder Schwere) und beeinflussen zugleich die unbewusste Körpersteuerung durch das vegetative Nervensystem günstig.

Progressive Muskelrelaxation nach Jacobson (PMR)

Das Verfahren ist heute weitverbreitet, und zahlreiche Studien haben die Wirksamkeit nachgewiesen. Als sogenanntes »Körperorientiertes Basistherapeutikum« haben sich die PMR sowie das Autogene Training inzwischen als wirkungsvolle psychosomatische Therapien bewährt, zum Beispiel bei Bluthochdruck, Angststörungen und Asthma. Die Progressive Muskelrelaxation bzw. Muskelentspannung zielt auf die bewusste Entspannung der Körpermuskulatur ab. Zugleich geht es darum, den Gegensatz zwischen Anspannung und Entspannung zu erspüren bzw. muskuläre Spannungszustände frühzeitig wahrzunehmen, um sie dann aktiv vermindern zu können. So lernen Sie durch eine intensiv erlebte Entspannung der Muskeln, innerlich zur Ruhe zu kommen bzw. auf Anspannung sofort mit Entspannung zu reagieren.

Während des Trainings werden nacheinander (»progressiv«) die wichtigsten Muskelgruppen einige Sekunden lang bewusst angespannt und dann wieder entspannt bzw. gelockert. Dabei sorgt die Anspannung für eine verstärkte Durchblutung der Muskeln, die in der Entspannungsphase als fließende Wärme und angenehme Schwere empfunden wird.

Yoga

Yoga ist ein jahrtausendealtes, philosophisch fundiertes Übungssystem aus Indien und ist auch hierzulande inzwischen eine anerkannte Methode, um psychosomatische Stresssituationen zu bewältigen und innerlich ausgeglichener zu werden. Yoga integriert dabei verschiedene Techniken, wie beispielsweise Atemtraining oder Konzentrationsübungen sowie verschiedene Körperübungen, die unter anderem auf ein verbessertes Körperbewusstsein sowie auf den Abbau von seelischen (auch unbewussten) und körperlichen Spannungen abzielen. Insofern ist auch Yoga vom Ansatz her eine psychosomatische Therapie. Vorausgesetzt, Yoga wird regelmäßig praktiziert, kann Ihnen diese Methode zu innerer Ruhe, geistiger Klarheit, mehr Lebensfreude, aber auch zu einer verbesserten Beweglichkeit verhelfen.

Hilfe durch die Psychotherapie

Bei dem Versuch, ungesunde Gewohnheiten, Verhaltensweisen und Denkmuster zu identifizieren und sich davon zu befreien, kann Ihnen die Psychologie und Psychotherapie behilflich sein.

Psychotherapie einer definierten, scheinbar rein körperlichen Krankheit wie Bluthochdruck wirkt zunächst paradox. Und doch mehren sich die Hinweise, dass auch Bluthochdruck – als Teil einer ganz grundsätzlichen und unter Umständen schon sehr früh im Patienten angelegten Stressreaktion – von Psychotherapie profitieren kann. Die moderne psychotherapeutische bzw. psychoanalytische Forschung, die durchaus im Einklang mit Erkenntnissen der modernen Neurobiologie und Hirnforschung steht, weiß inzwischen zu viel über die verheerende Wirkung von frühem und existenziellem Stress auf den Menschen, als dass man diese »psychosomatischen« (in Wahrheit eben ganzheitlichen) Aspekte vernachlässigen und Krankheiten wie Bluthochdruck allein der reinen »Körpermedizin« überlassen sollte.

So wie beim Blutdruck nicht nur »ein Organ unter Druck« steht, sondern in Wahrheit alle Zellen des Körpers – so steht der Mensch nicht nur in seiner Körperlichkeit unter Spannung oder Druck, sondern auch mit seinen seelischen Anteilen. Er ist unteilbar psychosomatisch, mit allen sich daraus ergebenden Wechselwirkungen dessen, was wir gewöhnlich in Körper und Seele untergliedern. Und daher lohnt es sich gerade bei Erkrankungen wie Bluthochdruck, genauso unvoreingenommen auch eine Psychotherapie in Erwägung zu ziehen wie jede »Somatherapie«!

Reduzieren Sie Ihr Übergewicht!

Ähnlich wie Stress ist auch Übergewicht für Bluthoch-druck ein ernst zu nehmender Risikofaktor, der in engem Bezug zu andere Risikofaktoren steht. Übergewicht entsteht zwangsläufig, wenn Sie die Risikofaktoren Bewegungsmangel, ungesunde Ernährung und zu viel Nahrungsaufnahme plus Alkoholkonsum nicht in den Griff bekommen.

Abnehmen senkt den Bluthochdruck

Es ist bei Bluthochdruck sehr wichtig, dass Sie Ihr Übergewicht reduzieren. Versuchen Sie also, abzuneh-men, wenn Ihre Waage »schädliche« Kilos anzeigt. Die Gewichtsreduktion auf einen BMI von 25 kg/m^2 (siehe Seite 27) und einen Taillenumfang von unter 102 Zentimetern bei Männern und unter 88 Zentimetern bei Frauen wird empfohlen, falls keine Kontraindikation vorliegt. Zu Ihrer Motivation und als klarer Beleg für den Zusammenhang: Es gibt Berechnungen, nach denen pro abgenommenem Kilogramm Körpergewicht der Blutdruck systolisch durchschnittlich um 2 mmHg und diastolisch um 1 mmHg gesenkt werden kann.

Weg mit dem Bauchfett

Speckpolster am Bauch sind bei niemandem beliebt: Ein flacher Bauch entspricht unserem gängigen Schön-heitsideal. Daran ist nicht zu rütteln.

Jenseits von sehr fragwürdigen Vorstellungen einer perfekten Figur gibt es noch einen anderen wichtigen Grund, weshalb man sich keinesfalls mit den Fettröllchen am Bauch abfinden sollte. Damit ist zugleich ein hohes Risiko für Ihre Gesundheit verbunden – dies zeigen zahlreiche Untersuchungen der letzten Jahre. Danach steht fest: Ein gut gefülltes Fettdepot im Bauchraum setzt ständig Fettsäuren, Hormone und sogar Entzündungsstoffe frei – und stellt so die Weichen für die Entstehung von Diabetes, Arteriosklerose, Bluthochdruck und anderen Herz-Kreislauf-Erkrankungen. Nach einer neueren US-Studie erhöht Bauchfett, vor allem bei Menschen mit einem ungünstigen Taille-Hüft-Verhältnis, sogar das Risiko für den plötzlichen Herztod. So gesehen, kann die einzige Lösung nur heißen: Weg mit dem Zuviel an belastendem und überflüssigem Bauchfett! Allerdings bitte nicht mithilfe einer der vielen Diäten (z. B. Low-Carb- oder Low-Fat-Diäten), die im Trend liegen. Besser ist es – und das belegen zahlreiche internationale Studien –, neben Bewegung, Sport, Stressreduzierung und Lebensstiländerung, auf eine ausgewogene, kalorienbewusste und qualitativ hochwertige Ernährung zu setzen, die nicht nur für eine gewisse Zeit, sondern nachhaltig umgesetzt und am besten mit ausreichend Bewegung kombiniert wird!

Ernähren Sie sich gesund!

Eine ausgewogene Ernährung hilft Ihnen bei vielen Gesundheitsproblemen, da auf diese Weise alle Körperzellen mit den nötigen Nährstoffen, Energieträgern und Baustoffen versorgt werden. Fast nebenbei wird eine bewusstere und qualitative bessere Ernährung immer auch zu einer Gewichtsreduzierung führen bzw. Ihr Wohlfühlgewicht halten helfen. Auch Ihre Blutfettwerte profitieren von gesunder Ernährung. Vor allem wirkt sie sich positiv auf den Blutdruck aus: Betroffene mit leichtem Bluthochdruck können unter Umständen sogar durch gesunde Ernährung die Einnahme von Medikamenten ganz vermeiden. Bei Menschen mit starkem Bluthochdruck ist zumindest eine Senkung des Arzneimittelbedarfs zu erwarten. Dennoch muss festgestellt werden, dass gesunde Ernährung allein nicht zur wirksamen Blutdrucksenkung führen kann, sondern insgesamt der gesamte Lebensstil überprüft und zum Positiven hin verändert werden muss. Das trifft dann auch den psychosomatischen Aspekt: Ursprünglich bedeutete das griechische Wort »Diätetik« nicht Diät, sondern Lebensweise.

Die Bilanz muss stimmen

Der Energiebedarf des Menschen richtet sich ganz individuell nach Körpergröße, Alter, Geschlecht und nach körperlicher Aktivität. Aber auch das Klima, insbesondere die Temperatur, spielt eine nicht zu vernachlässigende Rolle. Die »Verbrauchsseite« der Bilanz setzt sich aus dem Grundumsatz, also dem Bedarf für Stoffwechselvorgänge, Atmung, Herztätigkeit und Nierenfunktion, sowie aus dem Bedarf für die körperliche Aktivität zusammen. Die »Einnahmenseite« speist sich aus dem Verzehr von Nahrung und Flüssigkeit. Unter dem Strich stünde als Unterschied zwischen den beiden Seiten in der Bilanz die Null – der Energiebedarf wäre also durch die Aufnahme von Nahrung inklusive der Flüssigkeiten ausgeglichen. Allerdings ist unser evolutionäres Programm – das ja auch den Blutdruck ganz unwillkürlich »hochdreht« – darauf getrimmt, in schlechten Zeiten (Winter) vom Speck der guten Zeiten (Sommer) zu zehren. So gesehen ist der Idealzustand nicht die Null, sondern die jeweilige Anpassung an die vorliegenden Lebensumstände.

Was braucht der Mensch an Energie?

Es gibt Richtwerte, was ein Mensch mit leichter körperlicher Tätigkeit täglich in etwa verbraucht. Diese wurden von den Gesellschaften für Ernährung in Deutschland, Österreich und der Schweiz (D-A-CH-Referenzwerte) veröffentlicht.

Alter	Energiezufuhr Männer	Energiezufuhr Frauen
15 bis 19	3100 kcal	2500 kcal
19 bis 25	3000 kcal	2400 kcal
25 bis 51	2900 kcal	2300 kcal
51 bis 65	2500 kcal	2000 kcal
über 65	2300 kcal	1800 kcal

Quelle: D-A-CH, Referenzwerte für die Nährstoffzufuhr

Bei mittelschwerer Belastung werden 600 kcal, bei schwerer 1200 kcal und bei Schwerstarbeit 1600 kcal täglich hinzugerechnet. Selbst wenn es in den Tabellen noch erwähnt ist, muss angemerkt werden, dass der Anteil wirklich schwerer körperlicher Arbeit selten vorhanden ist, wir daher als Errungenschaft unserer Zivilisation weniger Kalorien brauchen. Leider essen wir »trotzdem« wie Schwerstarbeiter, noch »nahrhafter«, hochwertiger und vor allem fleischlastiger! Die meisten Männer «malochen« nicht mehr unter Tage oder gehen anderswo schweißtreibenden Berufen nach. Es gibt häufig jeden Tag Fleisch, und die Kinder bewegen sich durch PC, Spielekonsole und Smartphone deutlich weniger als früher. Viele spielen kaum noch draußen und interessieren sich erst recht nicht für Turnen oder Leichtathletik!

Machen Sie sich die Mühe, einige Tage lang Ihre tatsächliche Nahrungszufuhr zu überprüfen und die Gesamtkalorien auszurechnen. Über die DGE können Sie genaue Tabellen mit den Kalorien- und Nährwerten praktisch aller Lebensmittel beziehen – genannt »die Nährwert-tabelle«. Dann können Sie selbst beurteilen, ob Sie wegen der Nahrungsaufnahme zu Übergewicht neigen. Ist dies der Fall, sollten Sie Ihre Essgewohnheiten ändern.

Mit der DASH-Diät den Blutdruck senken

Die »DASH«-Diät ist keine übliche Diät, sondern eine Ernährungsempfehlung speziell für von Bluthochdruck betroffene Menschen. Vor allem bei Hypertonikern ist Abnehmen die wichtigste und auch wirksamste blut-drucksenkende Maßnahme.

DASH ist die Abkürzung für »Dietary Approach to Stop Hypertension«, also diätetische Maßnahmen, um die Hypertonie aufzuhalten. In den USA erschien bereits 1997 die erste Veröffentlichung über DASH, in der gezeigt wurde, dass mit dieser Ernährung eine Senkung des Blutdrucks um 11 mmHg systolisch und 5 mmHg diastolisch erreicht werden kann. Dies führt dazu, dass Menschen an der Grenze zum Bluthochdruck in den Bereich des normalen Blutdrucks kommen können bzw. nicht mehr im Bereich des Bluthochdrucks liegen. Hypertoniker könnten damit durchaus signifikante Schritte in Richtung Blutdrucksenkung machen. Es überrascht nicht, dass die DASH-Diät erfolgreich ist. Hier werden mehrere Maßnahmen gebündelt, die in der

Folge einzeln beschrieben werden und zusammen eine wirksame blutdrucksenkende Therapie ergeben.

Mehr Gemüse, Obst und Salat essen

Die Deutsche Gesellschaft für Ernährung empfiehlt, dass täglich, verteilt auf fünf Portionen, mindestens 650 Gramm Gemüse, Obst und Salat verzehrt werden sollten. Diese Portionen sollten möglichst frisch, nur kurz gegart oder gelegentlich auch als Saft oder Smoothie zu sich genommen werden. Obst und Gemüse haben einen günstigen Einfluss auf den Blutdruck und reduzieren somit auch das Risiko für Herz-Kreislauf-Erkrankungen wie Herzinfarkt und Schlaganfall. Es zeigte sich in Studien, dass mit steigendem Verzehr von Obst und Gemüse das Risiko für eine tödlich verlaufende Herzkrankheit reduziert wird. Menschen, die mehr als acht Portionen Obst und Gemüse täglich verzehrten, hatten ein um etwa 25 Prozent niedrigeres Risiko für eine tödliche Herzkrankheit gegenüber denjenigen, die weniger als drei Portionen pro Tag verzehrten.

Täglich so viele Portionen Obst und Gemüse essen zu »müssen«, ist für viele eine große Herausforderung. Aber letztendlich kommt es nur darauf an, einen möglichst hohen Anteil an Gemüse und Obst zu erreichen, egal wie dies geschieht. Am besten bauen Sie die kleinen Portionen in Ihren Tagesablauf ein. Dass dies möglich ist, beweist der ansonsten schnelle Griff zur Süßigkeit. Bei Gemüse bietet es sich an, Rohkost in kleine Stücke

zu schneiden und immer wieder zuzugreifen. Selbstverständlich sollten Sie das Gemüse immer in ausreichend
großer Menge auch als Beilage oder in Form von Eintöp-
fen als Hauptspeise genießen. Obst eignet sich als Snack
für zwischendurch, und als Obstsalat zubereitet sind der
Kreativität keine Grenzen gesetzt.

DIE MITTELMEERKOST

INFO

Bei Bluthochdruck sind die Prinzipien der mediterranen
Kost empfehlenswert, die als äußerst gesund gilt. Herz-
und Kreislauf-Erkrankungen kommen in den Gebieten
rund ums Mittelmeer seltener vor als in Mitteleuropa. Dies
ist nicht nur auf die Ernährung zurückzuführen, sondern
auch auf einen Lebensstil mit weniger Stress.
Aber wo liegen die Gemeinsamkeiten der vielen Länder,
die den Begriff einer gesunden »Mittelmeerkost« recht-
fertigen? Sie liegen in den Grundlagen der verschiedenen
Küchen: Die Rezepte weisen meist einen hohen Anteil
an pflanzlicher Nahrung auf (wie Obst, Gemüse, Hülsen-
früchte und Salat), es wird Olivenöl statt
Butter, Sahne und anderer
tierischer Fette ver-
wendet – und es kommt
eher Fisch als Fleisch
auf den Tisch.

Auf die Fettarten achten

Je niedriger die Blutfettwerte sind, umso geringer scheint das Risiko für Herz-Kreislauf-Erkrankungen zu sein. Ein wichtiger Faktor für die Ernährung bei Bluthochdruck ist daher auch die Fettzufuhr.

Insgesamt wäre weniger und bewussterer Fettkonsum der gesündere Weg. Das verbleibende Fett in der Nahrung sollte »wertvolleres« Fett sein. Als ungünstig für Hypertoniker gelten tierische Fette, die überwiegend aus gesättigten Fettsäuren bestehen, wobei die Blutfettwerte ansteigen können.

Günstige Eigenschaften werden pflanzlichen Ölen mit einfach und mehrfach ungesättigten Fettsäuren zugeschrieben, die möglicherweise eine Schutzwirkung auf die Blutgefäße haben und somit bei der Blutdrucksenkung helfen können.

Omega-3-Fettsäuren im Fisch können Sie häufiger zu sich nehmen.

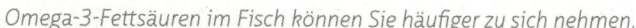

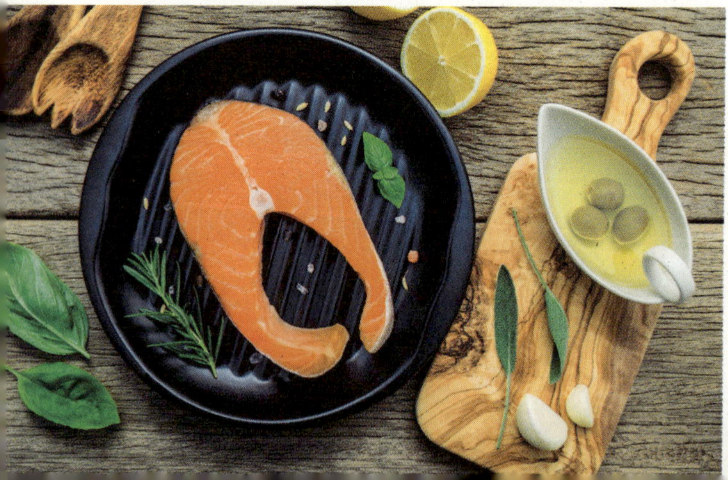

Seefisch enthält reichlich mehrfach ungesättigte Fettsäuren (vor allem sogenannte Omega-3-Fettsäuren) und
zudem einen hohen Anteil an Jod und Vitamin D. Dagegen sollten Hypertoniker und Menschen mit erhöhten
Blutfettwerten gehärtete Pflanzenfette wie Kokos- oder
Palmfett zum Braten und Frittieren möglichst meiden,
da sie als ungünstige Fettsäurekombination eingestuft
werden.

Fakt ist, dass auch qualitativ gesundes Fett Fett bleibt
und möglichst bewusst eingesetzt und gegessen werden
sollte. Pflanzliche Öle sind vergleichbar kalorienreich wie
tierische – und sie wirken sich damit natürlich auf die
tägliche Kaloriengesamtmenge aus.

Weniger Kochsalz!

Ein wichtiger Aspekt ist der Konsum von Kochsalz. Studien zeigen, dass ein Großteil der Hochdruckpatienten
davon profitiert, wenn sie ihren Salzkonsum auf fünf bis
sechs Gramm pro Tag reduzieren. Übereinstimmend
kommen mehrere Studien zu der Erkenntnis, dass bei
etwa 30 bis 50 Prozent der Hypertoniker und bei 10 bis
20 Prozent der Menschen mit normalen Blutdruckwerten (unter 140/90 mmHg) der Blutdruck empfindlich
auf die Zufuhr von Speisesalz reagiert. Beachten Sie die
folgenden Tipps:

➸ Würzen Sie mehr mit Kräutern, mit Pfeffer und Papri-
ka als mit Salz! Lassen Sie Ihrem Körper Zeit, sich auf das
salzbewusste Essen umzustellen.

- Schränken Sie den Verzehr von stark salzhaltigen Lebensmitteln wie Fertiggerichten, Konserven, Wurst, Käse, geräucherten Fleisch- und Fischprodukten sowie Brot möglichst ein – denn der Schlüssel zur salzbewussten Ernährung ist die Berücksichtigung der unsichtbaren Kochsalzquellen. Prüfen Sie die Verpackungsangaben!

Proteinreiche Ernährung

Sich zusätzlich zu Obst und Gemüse proteinreich zu ernähren, kann vor Bluthochdruck schützen. Das gilt sowohl für Menschen mit Normalgewicht als auch für Übergewichtige, besagt die Studie »Framingham Offspring Study« der Boston University (Massachusetts). In der Studie wurde festgestellt, dass die Teilnehmer mit höherem Eiweißkonsum nach vier Jahren statistisch signifikant niedrigere Werte des systolischen und diastolischen Blutdrucks aufwiesen. Zudem zeigten sie langfristig eine geringere Wahrscheinlichkeit für Hypertonie. Die Personen, die am meisten Proteine zu sich nahmen (100 Gramm pro Tag), profitierten von einem um 40 Prozent geringeren Risiko für hohen Blutdruck. Wurden zusätzlich noch viele Ballaststoffe gegessen, reduzierte sich die Gefahr von Bluthochdruck um 40 bis 60 Prozent. Die positiven Effekte waren unabhängig davon, ob das Eiweiß aus tierischen oder pflanzlichen Quellen stammte und ob jemand normal- oder übergewichtig war.

Damit sind Befürchtungen, dass eine hohe Proteinzu-
fuhr schädlich für den Blutdruck ist, widerlegt. Das Fazit
der Studienleitung lautet: »Vielmehr dürfte der Konsum
von Eiweiß eine schützende Rolle in der Langzeitpräven-
tion von Hypertonie spielen.«

Eine proteinreiche Ernährung können Sie ohne gleich-
zeitige Fettzufuhr durch den Verzehr von fettarmen
Milchprodukten wie Molke, Hüttenkäse, Joghurt, mage-
rem Geflügel und Fisch erreichen. Ein bis zwei Eier
pro Tag sind hinsichtlich der Cholesterinzufuhr un-
schädlich. Das Lecithin im Ei bindet das Cholesterin
und lässt es nicht in den Blutkreislauf gelangen. Eine
Studie des «Biomedical Research Center« in Baton
Rouge (Louisiana) kommt zu dem Ergebnis, dass durch
das Sättigungsgefühl, das durch das Eiweiß verstärkt
wird, die Eier sogar für das Abnehmen förderlich sind.
Auch bei der biologischen Wertigkeit schneidet
das Hühnerei mit dem reinsten Eiweiß am
besten ab. Die biologische Wertigkeit der
Proteine eines Lebensmittels ist ein Maß
dafür, mit welcher Effizienz die Nah-
rungsproteine in körpereigene Proteine
verwandelt werden können. Das Ei
hat eine Wertigkeit von 100 und bildet
den Referenzwert, in Kombination
mit Kartoffel liegt sie sogar
bei 136, mit Quark immerhin
noch bei 113.

Betreiben Sie Ausdauer- und moderates Krafttraining!

Mehr Bewegung kann die Blutdruckwerte um etwa 5 bis 10 mmHg absenken. Auch zur Vorbeugung gegen Bluthochdruck, seine Folgeerkrankungen und andere Zivilisationskrankheiten kommt körperlicher Aktivität eine Schlüsselrolle zu: Wer sich regelmäßig bewegt, sorgt dafür, dass jeder Bereich seines Körpers von den

INFO

ÄRZTLICHE VORABUNTERSUCHUNG IST SINNVOLL!

Bei der Überlegung, wie oft und wie intensiv Sie die Sportart Ihrer Wahl ausüben sollten und ob diese Art der sportlichen Betätigung überhaupt für Sie geeignet ist, ist Ihr Arzt ein wichtiger Ansprechpartner. Gerade wer einen (Wieder-)Einstieg in ein Bewegungsprogramm plant, sollte vorab die Leistung von Herz und Kreislauf mithilfe eines EKGs bzw. eines Belastungs-EKGs überprüfen lassen. Es bietet sich an, gemeinsam mit Ihrem Arzt ein auf Ihre individuelle Belastbarkeit und Ihr Krankheitsbild abgestimmtes Bewegungsprogramm zu entwickeln, das alle wichtigen gesundheitsfördernden Aspekte berücksichtigt, Sie aber auch vor schädlichen Betätigungen bewahrt.

positiven Effekten profitiert. Allerdings sollten Sie bedenken, dass Bewegung und Sport den Blutdruck zunächst steigen lässt. Der Körper muss über eine Aktivitätssteigerung des Kreislaufs die Energie für die Bewegung bereitstellen. Wenn er dies durch eine Blutdruckerhöhung tut, und der Blutdruck ohnehin schon auf einem erhöhten Niveau ist, kann es gefährlich werden, wenn Sie den Sport übertreiben.

Sport: Therapie und Prävention

Patienten mit Bluthochdruck wird ein moderates Bewegungsprogramm empfohlen. Studien zeigen, dass regelmäßige körperliche Aktivität zumindest ein Fortschreiten der Erkrankung verhindern hilft. Außerdem steigt die Lebensqualität, wenn Sie spüren, dass Sie körperlich (wieder) leistungsfähiger sind. Vielleicht haben Sie selbst bereits die Erfahrung gemacht: Es ist einfacher, überschüssige Pfunde abzubauen, wenn Sie sich kalorienbewusst ernähren und gleichzeitig körperlich aktiv sind, da der Körper während des Sports mehr Kalorien verbraucht. Auch Bluthochdruckpatienten, die keine Gewichtsprobleme haben, sollten Sport treiben. Regelmäßige Bewegung zeichnet sich durch eine Reihe von gesundheitsfördernden Wirkungen aus, von denen gerade Personen mit Bluthochdruck und einem erhöhten Herz-Kreislauf-Risiko profitieren:

➤ Regelmäßige körperliche Aktivität hat eine regulierende Wirkung auf den Blutdruck. Im Idealfall kann sogar die

Dosis von blutdrucksenkenden Medikamenten reduziert werden. Eine Dosisänderung oder gar die Absetzung Ihrer Medikamente darf aber nur durch den Arzt erfolgen!

➤ Das Herzzeitvolumen bzw. Herzminutenvolumen wird erhöht, die Fließeigenschaften des Bluts verbessern sich, und die Gerinnungsneigung des Bluts verringert sich. Dieser Aspekt ist gerade für Herz-Kreislauf-Patienten von Bedeutung, weil damit die Gefahr für die Entstehung von Blutgerinnseln abnimmt, die ein (arteriosklerotisch verändertes) Blutgefäß verstopfen könnten. Das Steckenbleiben eines Blutgerinnsels in einem Herzkranzgefäß ist die häufigste Ursache des Herzinfarkts.

➤ Das Herz beginnt, effizienter zu arbeiten. Zugleich nimmt das Herzzeitvolumen zu, und die Durchblutung des Herzens erhöht sich. Auf diese Weise wird das Herz kräftiger, belastbarer und leistungsfähiger.

➤ Die Energiegewinnung im Muskel verbessert sich: Durch das Training vergrößern sich die beanspruchten Muskeln, sodass sie mehr Arbeit leisten können. Umgekehrt steht bei gleicher Belastung mehr Muskelkraft zur Verfügung. Hiervon profitiert das Herz, denn gut trainierte Muskeln erbringen diese Leistung, ohne dass das Herz eine größere Menge Blut mit höherem Druck in den Körper pumpen muss. Damit werden auch die Blutgefäße geschont.

➤ Auch bei einem metabolischen Syndrom (siehe Seite 29), bei dem Bluthochdruck, erhöhter Blutzuckerspiegel und ein gestörter Fettstoffwechsel eine gefährliche Mixtur darstellen, ist regelmäßige Bewegung ein wirksames Mittel, um neben dem Blutdruck auch erhöhte Blutfettwerte in den Griff zu bekommen: Während die LDL-Cholesterinwerte gesenkt werden, wird der Anteil von HDL-Cholesterin im Blut erhöht. Auch der Blutzuckerspiegel wird reguliert, die Immunabwehr verbessert sich, der Knochenstoffwechsel wird aktiviert, Gefäße werden elastisch und Gelenke beweglich gehalten. Und: Sie sind ausgeglichener und generell positiver gestimmt, wenn Sie sich regelmäßig bewegen.

TIPP

Auch dann, wenn die Umstände dagegensprechen, dass Sie regelmäßig Sport treiben, brauchen Sie nicht auf ein körperlich aktiveres Leben zu verzichten. Versuchen Sie, Ihren Alltag so bewegungsintensiv wie möglich zu gestalten: Tätigkeiten wie Gartenarbeit, Hausputz, ausgedehnte Spaziergänge beim Einkaufen und/oder Treppensteigen sind ebenfalls mit Muskelarbeit verbunden und haben damit positive Auswirkungen auf den Stoffwechsel. Wenn Sie es schaffen, sich jeden Tag ein bisschen mehr zu bewegen, ohne dabei den Leistungsaspekt zu sehr in den Mittelpunkt zu stellen, tragen Sie bereits viel dazu bei, Ihre Blutdruck-Erkrankung auch langfristig gut unter Kontrolle zu halten!

Welche Sportarten sind geeignet?

Von Bluthochdruck betroffenen Menschen werden Sportarten empfohlen, die sich einerseits mit einer relativ geringen Intensität ausüben lassen und andererseits die Ausdauer fördern, die die Durchblutung anregen, Herz, Kreislauf und Atemorgane trainieren. Dazu gehören z. B. schnelleres Spazierengehen, Radfahren, Gymnastik, Wandern, Nordic Walking, Skilanglauf oder Schwimmen. Die Gefahr für eine unkontrollierte Blutdrucksteigerung ist bei diesen Sportarten sehr gering. Zentraler Aspekt und damit Ziel sollte die kontinuierliche Dauer der Bewegung sein, nicht die Leistung oder die Geschwindigkeit. Wenn Leistung und Geschwindigkeit im Vordergrund stehen, könnte dies wiederum einen hohen Blutdruck fördern.

Ein reines Krafttraining, das vor allem darauf abzielt, bestimmte Muskeln zu beanspruchen, ist für Patienten mit Bluthochdruck in der Regel ungeeignet, zumal die günstige Anpassung des Herz-Kreislauf-Systems an die Belastung ausbleibt, wie dies bei einer Ausdauersportart der Fall ist. Zudem steigt der Blutdruck bei den dynamischen Belastungen des Krafttrainings vor allem in Druckspitzen oft besonders an – was Patienten mit bekanntem erhöhten Blutdruckniveau vermeiden sollten. Allerdings brauchen Sie um ein gutes Fitnessstudio keinen Bogen zu machen, weil Sie dort in der Regel einen Gesundheitstrainer vorfinden, der Ihnen durchaus ein für Ihre individuelle Situation geeignetes Programm anbie-

INFO

DARAUF SOLLTEN SIE ACHTEN!

- Idealerweise beginnen Sie das Trainingsprogramm nach Absprache mit Ihrem Arzt und unter Aufsicht eines Gesundheitstrainers im Fitnessstudio.
- Überschreiten Sie Ihre Belastungsgrenze nicht, und brechen Sie das Training sofort ab, wenn Sie sich unwohl fühlen oder zu stark außer Atem geraten sind. Die Intensität sollte so bemessen sein, dass man etwas tiefer atmen muss, aber noch sprechen kann.
- Während der eigentlichen Trainingsphase sollten Sie jede neue Bewegung anfangs vorsichtig und mit geringer Belastung angehen. Senken Sie die Belastungsintensität oder legen Sie eine Pause ein, wenn Sie Anzeichen von Erschöpfung verspüren. Steigern Sie die Belastung erst, wenn Sie die Bewegungsform beherrschen und sie nicht mehr als anstrengend empfinden.
- Kontrollieren Sie während des Trainings regelmäßig Ihren Puls (beispielsweise ganz bequem mit einer Pulsuhr), und drosseln Sie Ihr Training, wenn Ihr Puls über Ihrem individuell errechneten maximalen Trainingspuls liegt.
- Machen Sie nach einer Trainingseinheit keinen »Endspurt«, sondern reduzieren Sie die Belastung nach und nach. Insgesamt sollte diese »Abwärmphase« mindestens zehn Minuten dauern. Ideal ist, wenn Sie Ihr Training dann mit lockeren Abwärm- und Dehnübungen beenden.

ten kann. Es sind meistens viele Gerätearten vorhanden, mit denen Sie grundsätzlich moderat und auf Ausdauer ausgerichtet trainieren können, nicht auf Maximalkraft und Leistungsspitzen!

Vermeiden sollten Sie Sportarten (z. B. Tauchen, Geräteturnen), die grundsätzlich mit Pressatmung verbunden sind: Der hierbei erzeugte Druck im Brustraum und der zunächst stark absinkende und dann stark ansteigende Blutdruck ist ungünstig für Sie und kann sich negativ auf eine bestehende Herz-Kreislauf-Erkrankung auswirken. Auch auf Sportarten, die schnelle Belastungswechsel mit entsprechenden Blutdruckspitzen beinhalten, wie Squash oder Badminton, sollten Sie bei Bluthochdruck besser verzichten. Egal, für welche Sportart Sie sich entscheiden: Wichtig ist, dass sie Ihnen guttut, Ihnen Spaß macht und Sie sich gut vorstellen können, sie über lange Zeit regelmäßig zu betreiben!

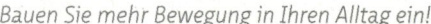

Bauen Sie mehr Bewegung in Ihren Alltag ein!

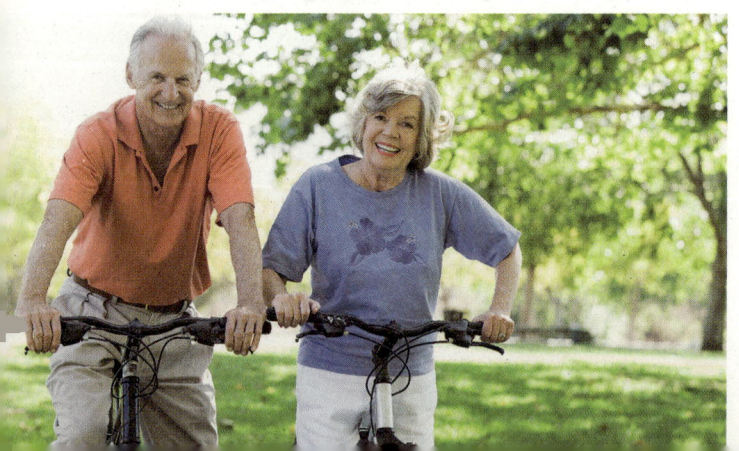

Reduzieren Sie Ihren Alkoholkonsum!

Der regelmäßige Konsum von größeren Mengen Alkohol verweist nicht nur auf ein Suchtproblem – mit der damit assoziierten körperlichen und psychischen Abhängigkeit –, sondern er erhöht langfristig auch das Risiko für die Entwicklung eines dauerhaften Bluthochdrucks. Noch nicht abschließend geklärt ist, welcher Mechanismus für den Blutdruckanstieg durch Alkohol verantwortlich ist. Es gibt keine Empfehlung für eine definierte Menge Alkohol täglich aus medizinischer Sicht. Sicher ist, dass Alkohol viele Organe schädigen kann. Das betrifft praktisch alle Systeme im Körper, insbesondere das Herz-Kreislauf-System, den Magen-Darm-Trakt, das Immunsystem und das Nervensystem. Übermäßiger Alkoholkonsum beeinträchtigt auf unterschiedliche Weise viele unserer Stoffwechselsysteme negativ – auch das Risiko, an bestimmten Krebsarten zu erkranken, steigt deutlich.

Alkohol kann Übergewicht verursachen

Denken Sie daran, dass zu viel Alkohol zu Übergewicht führen kann. Alkoholische Getränke enthalten viele Kalorien. Sie können aus den Nährwerttabellen für alkoholische Getränke errechnen, wie viel Energie Sie täglich über den Alkoholkonsum Ihrem Körper zuführen. Zu viel

Alkohol führt also fast unweigerlich zu Übergewicht, was sich bekannterweise negativ auf Ihre Blutdruckwerte auswirkt. Auch eine ungünstige Wirkung auf die Fettverteilung im Sinne von vermehrt schädlichem Bauchfett ist zu beobachten.

INFO

ALKOHOL – GUT FÜR DAS HERZ?

Frühere Studien haben gezeigt, dass eine kleine Menge Alkohol das Risiko für die koronare Herzkrankheit bzw. für Herzinfarkte senken kann. Auch bei der »Mittelmeerkost« spricht man gern davon, dass ein Gläschen Rotwein am Abend eher gut für die Gesundheit wäre. Das stimmt aber nur für eine verhältnismäßig kleine Gruppe von Menschen: Alkohol in kleinen Mengen schützt vor dem Herzinfarkt nur bei Älteren ab etwa 60 Jahren. Und bei diesen Menschen wiederum nur bei solchen, die ein Risiko für einen Herzinfarkt haben oder gehabt haben. Für jüngere und gesunde Menschen gilt die Empfehlung nicht, und jeder Schluck Alkohol ist für die Gesundheit aus vielerlei Gründen einer zu viel. Denn Alkohol wird im Körper vor allem zu einem Zellgift verstoffwechselt, das überall im Körper auftaucht, weil es jede Barriere des Körpers leicht überwindet. Alkohol kann große Schäden anrichten und ist für eine Vielzahl von Krankheiten verantwortlich.

Geben Sie das Rauchen auf!

Rauchen ist grundsätzlich schädlich für die Gesundheit – das Risiko, als Raucher schwer zu erkranken, ist allgemein bekannt. Bei Bluthochdruck erhöht sich das Risiko noch einmal um ein Vielfaches. Der Zug an der Zigarette lässt den Blutdruck bei Rauchern – durch die adrenalinähnliche Wirkung des Nikotins auf den mehrfach erwähnten Sympathikus – sofort für mehrere Minuten um bis zu 30 mmHg in die Höhe schnellen. Auch der Puls wird bis zu 30 Schlägen in der Minute schneller. Das bedeutet, dass das Herz beim Rauchen stets und kontinuierlich mehr Sauerstoff benötigt. So kann es sogar während des Rauchens akut zum Sauerstoffmangel des Herzens kommen, wenn die Gefäße bereits vorgeschädigt sind. Ein Angina-pectoris-Anfall, die schmerzhafte Brustenge durch Sauerstoffmangel am Herzmuskel, ist dann unter Umständen die unmittelbare Folge.

Zudem fördert Nikotinkonsum die Entstehung von Herz-Kreislauf-Erkrankungen, da zusätzliche Gefäßschäden verursacht werden. Infolgedessen wird das Risiko für Folgeerkrankungen des Bluthochdrucks durch Rauchen dramatisch erhöht. Die Gefäße werden neben der direkten schädlichen Einwirkung (sogenannte »Harte Plaques«) auch dadurch geschädigt, dass durch Rauchen das LDL-Cholesterin im Blut ansteigt und sich verstärkt an den Gefäßwänden ablagert (sogenannte »Weiche Plaques«). Plaques fördern die Arteriosklerose prinzipiell!

Rauchen erhöht das Herz-Kreislauf-Risiko für Patienten, die zusätzlich noch an Bluthochdruck leiden, beträchtlich. Wenn sie auf Nikotin verzichten, können sie ihr Risiko für einen Herzinfarkt oder Schlaganfall um fast die Hälfte vermindern. Das ist mehr, als durch eine medikamentöse Behandlung eines erhöhten Blutdrucks erreicht werden kann. Deshalb trägt Nikotinabstinenz zusammen mit einer guten Behandlung des Hochdrucks ganz wesentlich zur Verbesserung des Gesundheitszustandes bei. Schon 24 Stunden nach der letzten Zigarette sinkt das Herzinfarktrisiko!

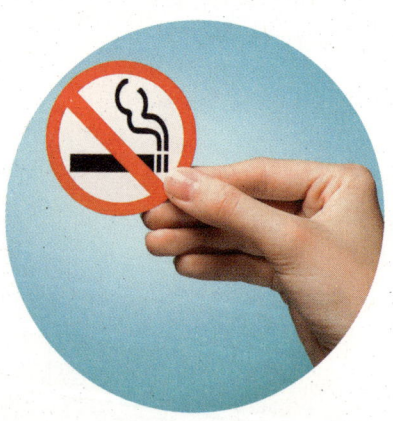

Hilfreiche Adressen

Deutsche Hochdruckliga e. V.
Berlinerstraße 46
69120 Heidelberg
Tel.: 0 62 21/5 88 55-0
Fax: 0 62 21/5 88 55-25
Hochdruckliga@t-online.de
www.hochdruckliga.de

Deutsche Herzstiftung e. V.
Vogtstraße 50
60322 Frankfurt/Main
Tel.: 0 69/95 51 28-0
Fax: 0 69/95 51 28-3 13
info@herzstiftung.de
www.herzstiftung.de

**Deutsche Gesellschaft
für Ernährung e. V.**
Godesberger Allee 18
53175 Bonn
Tel.: 02 28/37 76-6 00
Fax: 02 28/37 76-8 00
info@dge-medienservice.de
www.dge.de

**Bundeszentrale für gesund-
heitliche Aufklärung (BZgA)**
50819 Köln
Tel.: 02 21/89 92-0
Fax: 02 21/89 92-3 00
www.bzga.de
www.rauchfrei-info.de

Register

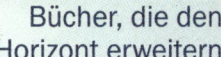
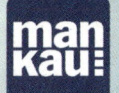

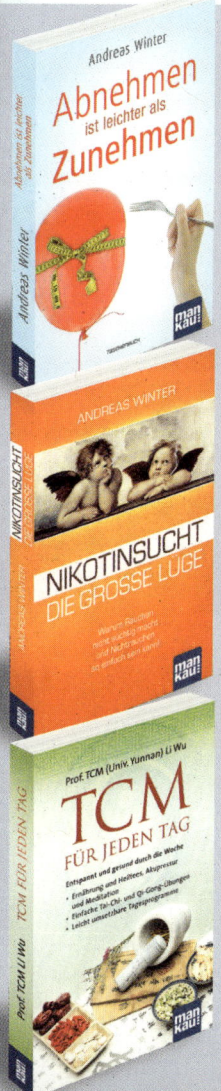

Andreas Winter

ABNEHMEN IST LEICHTER ALS ZUNEHMEN

9,95 € (D) / 10,30 € (A), ISBN 978-3-86374-370-3
Taschenbuch, 142 Seiten

Jeder Mensch kann von jetzt auf gleich abnehmen! Andreas Winter erklärt den Zusammenhang zwischen unseren Gefühlen und unserem Stoffwechsel und zeigt, wie Sie durch Auflösung der unbewussten Hintergründe Ihres Übergewichts mühelos schlank werden – und bleiben. *Aktualisierte Taschenbuchausgabe des Bestsellers!*

Andreas Winter

NIKOTINSUCHT – DIE GROSSE LÜGE

Warum Rauchen nicht süchtig macht und Nichtrauchen so einfach sein kann! Mit Video-Coaching zum Download

9,95 € (D) / 10,30 € (A), ISBN 978-3-86374-080-1
Taschenbuch, 188 Seiten

„Dieser Ratgeber überzeugt! Mit vielen Fakten rückt der Autor den Rauchern zu Leibe und enttarnt die Sucht als vorwiegend antrainiertes Verhalten. Unrecht hat er nicht und selbst hartgesottene Raucher müssen hin und wieder einsehen, dass sie großteils Selbsttäuschungen unterliegen (...)." Herz-Blatt

Prof. TCM (Univ. Yunnan) Li Wu

TCM FÜR JEDEN TAG

Entspannt und gesund durch die Woche

9,95 € (D) / 10,30 € (A), ISBN 978-3-86374-100-6
Taschenbuch, 190 Seiten

„Prof. Li Wu ist es mit diesem handlichen Taschenbuch gelungen, Grundlagen der TCM zu vermitteln und mit einfachen Übungen und Ernährungsanregungen für 7 Tage Lust zu machen, bewusster mit seinem Körper umzugehen bzw. kleinere Beschwerden wirkungsvoll zu kurieren. Ideal als Einstieg für die Beschäftigung mit TCM oder einfach als praktischer Ratgeber mit ganzheitlichem Zugang." Susanne Strobach, Coaching, Mediation, Training für Unternehmen und Einzelpersonen

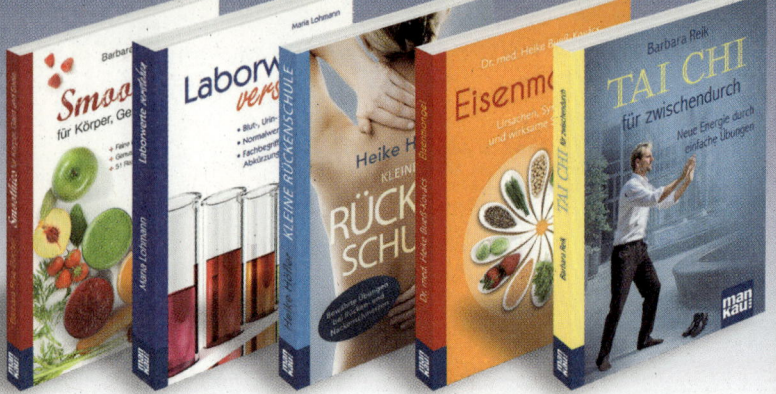

Alle Titel aus unserer Kompakt-Reihe:

Alles auf einen Blick:
www.gesundheit-kompakt.info

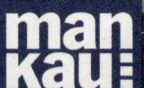